一般開業医ができる
Limited Orthodontic Treatment

LOT

アンカースクリューを使ったLOT(限局矯正)

保田好隆

クインテッセンス出版株式会社　2015

QUINTESSENCE PUBLISHING

Berlin | Chicago | Tokyo
Barcelona | London | Milan | Mexico City | Paris | Prague | Seoul | Warsaw
Beijing | Istanbul | Sao Paulo | Zagreb

推薦文

It is my great honor and pleasure to write this recommendation letter for this wonderful book of Dr Yasuda. I have known him since April, 1991 when I visited Department of orthodontics, Faculty of Dentistry, Osaka University. He was always enthusiastic to orthodontics. And, I think that he still is one of the most energetic men to improve orthodontic treatment as well as education.

This book will guide us to why microimplant anchorage is important and useful. Actually orthodontists spend most of treatment time to correct iatrogenic malocclusions which were created by ourselves due to failure of anchorage control. Anchorage control is one of the most important procedures in treatment mechanics. Anchorage control is not easy even in limited orthodontic treatment. However, usage of microimplant could solve almost all the anchorage problems in orthodontic treatment. I am convinced that usage of microimplant could enable beginners to have a better result than experts who do not use microimplant.

Anyhow, I am sure that any dentists could use microimplant easily during treatment of limited orthodontic treatment without anchorage problems after reading this book. I think this book is also very useful to orthodontists as well as general dentists in daily practice.

Professor, Department of Orthodontics, Dental School, Kyungpook National University
Hee-Moon Kyung

　保田好隆先生が上梓された素晴らしい著書に推薦文を書かせていただける機会をいただき，大きな名誉と嬉しさを感じています．先生とは，1991年の4月に私が大阪大学歯学部矯正学講座に客員教授として訪日して以来の友人です．先生は常に歯科矯正学に対して情熱的でした．そしていま現在でも，矯正歯科治療の技術を向上させることや歯科矯正学の教育を広めることに対して，最も活発に活動されている臨床家の1人だと確信しています．

　今回の書籍では，マイクロインプラントアンカレッジの重要性と有用性が示されています．事実，矯正歯科医は多くの治療時間を，矯正歯科医自身のアンカレッジコントロールの失敗により生みだされた医原性の不正咬合の改善に費やしています．アンカレッジコントロールは，治療メカニクスにおいて最も重要な要素の1つなのです．LOT(限局矯正)においてさえも，アンカレッジコントロールは簡単に行えるものではありません．しかしマイクロインプラントを使用することにより，矯正歯科治療で起こり得るほとんどすべてのアンカレッジコントロールに関する問題を解決してしまう可能性があります．たとえ矯正歯科治療をはじめて間もない臨床家であっても，マイクロインプラントを用いて治療を行うことで，マイクロインプラントを用いない熟練した臨床家を超える治療結果を達成する可能性すらあると確信しています．

　この書籍を読み終わった後で，歯科医師であれば誰でもLOTにおいてアンカレッジに関する問題に悩まされることなく，マイクロインプラントを使用できるようになります．矯正歯科医だけでなく一般開業医にとっても，日常の臨床におけるこの書籍の有用性はたいへん大きいと思います．

慶北大学校 歯医学専門大学院 矯正歯科 教授
Hee-Moon Kyung

執筆にあたって

　成人の矯正歯科治療は，包括的に行うのか，あるいは目的を限定するのかによって区別される．前者を包括的矯正歯科治療(comprehensive orthodontic treatment)，後者を補助的矯正歯科治療(adjunctive orthodontic treatment)あるいは限局矯正歯科治療(LOT：limited orthodontic treatment)と呼んでいる．この用語を初めて用いたのが W.R. Proffit 教授で，日本語に翻訳したのが恩師の高田健治教授である．また，恩師の書『Elements of Orthodontics 高田の歯科矯正の学び方──わかる理論・治す技術』には，「簡便な矯正装置を用いた歯の移動術式を MTM(minor tooth movement)と呼ぶことがあるが，矯正歯科治療とは永久歯の緊密な咬合を最終的に確立することを目的とするものであり，どのような装置や術式を用いても"minor"と表現することは不適切である」と記されており，筆者も師の意見に賛成である．そのため本書では，限局矯正歯科治療(以下 LOT と記す)という表記としたい．

　また LOT を行う機会は，圧倒的に一般歯科医が多い．一般歯科医が行う矯正歯科治療なので「この程度で」と考えるのではなく，あくまでも部位が限局しているだけで，治療に必要な知識，技術，器具および材料は，あくまで包括矯正歯科治療と同等である．そのため知識や技術の研鑽を怠るべきではないと考える．"LOT"だからといって軽んじるべきではない．

　筆者は大学在職中に，出身大学の先輩である嘉ノ海龍三先生が同じ医局に在籍しておられ，高田健治教授からの紹介もあって，アンカースクリューを用いた矯正歯科治療について興味を持ち，診療科での治療にアンカースクリューを用いていた．しかし当時，アンカースクリューの植立についてはインプラント治療を行っている補綴科や口腔外科などに依頼しており，自分自身が植立することができなかった．そして大学退職後に，株式会社松風矯正課の宮島勝氏の誘いで，韓国の慶北大学の H. M. Kyung 教授の元にでかけた．H. M. Kyung 教授は大阪大学に留学されていたので，面識もあり，「非常に真面目な先生」というイメージを持っていた．わたし一人のためにアブソアンカーについて話をしてくださり，多くの症例をスライドで紹介して，実際に患者に植立するライブオペまで見学させていただいた．ライブオペを見学させていただいて，「非常に簡単な手技で，植立ができる！　僕にもアンカースクリューの植立ができる！」と"感激"をもって帰国して以来，多くの症例を経験して現在に至っている．

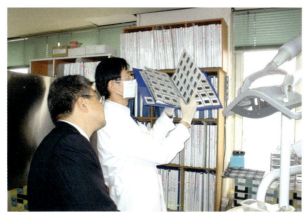
図1 大韓民国 慶北大学にて．Kyung 教授より症例の説明を受ける．

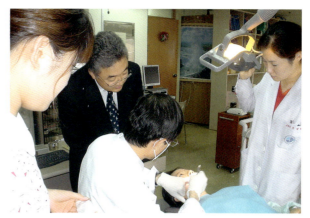
図2 大韓民国 慶北大学にて．Kyung 教授のライブオペの見学を行う．

　以来，毎年わたしが主宰している講習会を受講しておられる先生たちと慶北大学に行き，H. M. Kyung 教授の講義，実習とライブオペの見学をさせていただいている．

　大学退職後，宮崎市で矯正歯科治療のコースを設けた．10年以上経過した現在も講義と症例相談などを続けているが，受講されている先生方から診断や治療方法などについて相談を受けて，当該医院の先生方とともに治療した症例も本書に掲載している．保管されている資料の体裁が医院によって異なるため，症例を同じフォーマットで表示することはできないのであるが，できるだけ理解しやすい表現をとるように配慮した．一般歯科の先生が手がけたケースとして参考にしていただきたい．矯正歯科の単科開業している医院では，LOT を希望して来院したり近医から LOT の治療を依頼されるケースは極めて少ない．そのような状況のもと，筆者に貴重な臨床経験を積ませていただいた保田矯正塾に参加されている先生方（とりわけ旧宮崎矯正塾の先生方）には，心から感謝申し上げたい．ここに深謝申し上げる次第である．

　本書は，主題である「歯科矯正用アンカースクリュー（以下アンカースクリューと記す）を用いた LOT（限局矯正歯科治療）」について理解を深めていただき，日常臨床に取り入れていただき，臨床の幅を広げていただくことを目的として執筆した．いままで矯正歯科治療を行ったことがない一般歯科の先生方にも，容易に理解していただけるように，LOT を行う上で必要なさまざまな事柄についても多くの図を用いて説明している．一般歯科の先生方が行う日常臨床の"引き出し"の1つとして「アンカースクリューを用いた限局矯正歯科治療」を加えていただくことが，本書の目的である．読者の先生方が，本書に記した方法を参考にモディファイし，アンカースクリューの使用方法を新しい発想で考えていただき，より質の高い LOT をしていただくことを切に希望している．

制作協力者

峯田	清隆	宮崎県宮崎市	林	正太郎	宮崎県延岡市
野間	隆文	宮崎県西都市	遠目塚孝志		宮崎県宮崎市
柴田	憲良	宮崎県都城市	黒木	道明	宮崎県宮崎市
土持	朝清	宮崎県都城市	菅	三喜夫	宮崎県西都市
野﨑	雄嗣	宮崎県宮崎市	谷山隆一郎		宮崎県宮崎市
濱崎	朝子	鹿児島県姶良市	黒木	利隆	宮崎県日南市
園田	悟	鹿児島県指宿市	持永	将男	宮崎県都城市
江口	英利	宮崎県国富町	坂本	雄一	鹿児島県薩摩川内市
小村	育弘	宮崎県宮崎市	井上美和子		宮崎県宮崎市
松田	康臣	宮崎県都城市	東	泰蔵	宮崎県三股町
前田	幸恵	宮崎県宮崎市	太田	智子	宮崎県宮崎市
田中	義哉	宮崎県都城市	稲田英三郎		宮崎県都城市
小椋	健司	宮崎県新富町	林	聡	宮崎県宮崎市
嶽崎	理英	宮崎県都城市	畑	行洋	宮崎県都城市
松枝	勝興	熊本県永川町	松永	昌之	宮崎県宮崎市
笠原慎太郎		宮崎県宮崎市	若松	久嗣	宮崎県宮崎市
黒木	修一	宮崎県都農町	竹島	昌宏	宮崎県新富町
伊藤	中	大阪府茨木市	山本	祐慈	大阪府枚方市
山口	芳照	静岡県浜松市	神谷	英道	愛知県岡崎市
吉備	政仁	大阪府豊中市	安川	寿男	大阪府堺市
肥田	達彦	静岡県伊東市	都築	雅弘	愛知県安城市
仲田	英二	兵庫県宝塚市	杉山幸三郎		大阪府大阪市
藤井	美穂	兵庫県西宮市	保田	好秀	兵庫県西宮市
飯嶋	雅弘	北海道医療大学歯学部 准教授			
溝口	到	北海道医療大学歯学部 教授			

(敬称略)

本書の目的
一般開業医ができるアンカースクリューをつかったLOT

一般開業医と矯正歯科治療

一般開業医が矯正歯科治療を敬遠する理由としては，
①エッジワイズを用いた矯正歯科治療が複雑で難解であること
②ブラケットに挿入するアーチワイヤーのベンディングが非常に難しい
③装置を入れても反作用が生じて，希望どおりに歯が移動しない
④テクニックの修練に時間と費用がかかる
⑤相談する矯正歯科医によって言動が異なる
といったことだろう．

少しでも矯正歯科治療を行って，歯の位置を変えることができれば，よりよい補綴治療や歯周治療ができることはわかっているが，この領域に足を踏み入れることに二の足を踏む先生方が多いのは事実である．また矯正歯科医は「矯正歯科治療は難しいので，少数の歯の移動であっても自分たちにまかせてもらえれば」と考えているのだが，実際には歯周病の管理や，補綴治療を前提とした限局的な矯正歯科治療の経験が乏しい矯正歯科医が大半ではないだろうか．

その結果，治療を矯正歯科医に任せた場合，
①患者の治療費の負担が大きく，治療自体が中止になった
②矯正歯科治療が終了して確認をすると，依頼していない部分まで治療範囲が広がっていた
③自分の考えていた(説明した)顎位で治療がなされておらずリカバリーができない
④歯周病が悪化して，補綴処置(歯科治療)の計画を大きく見直さなくてはいけなくなった
などといった意見も，セミナーをしていて耳にする機会も少なくない．自分自身が治療を依頼をしたため，矯正歯科医に対して何もいえない状況であることも理解できる．

このような嫌な経験をされた先生方は，
①今度は勉強をして自分で矯正歯科治療をしよう
②矯正歯科治療はしないで何とか補綴だけで治療を終了させよう
などと考えるのが当然の流れである．

アンカースクリューは先生の臨床を変える

● 臼歯のアップライト

症例A

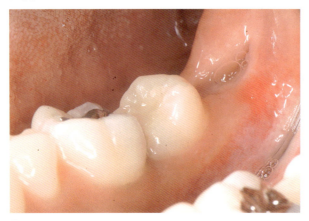

図A-1

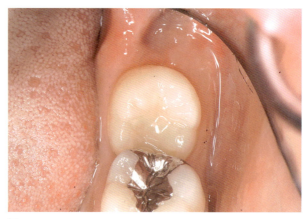

図A-2

⎿7が近心傾斜して機能していない（図A-1, 2）．近心傾斜して萌出したと思われる．⎿7をアップライトするには，⎿7遠心部にアンカースクリューを植立して，アップライトする⎿7にリンガルボタンを装着して，エラスティックチェーンをかける（図A-3, 4）．エラスティックチェーンは，3～4週間に1回交換を行うようにすると，4か月もすると⎿7がアップライトして（図A-5, 6）近心隣接面がみえてくる（第3章参照）．

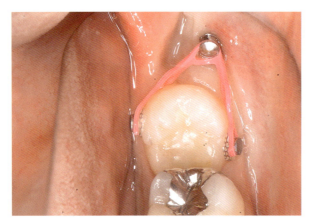

図A-3

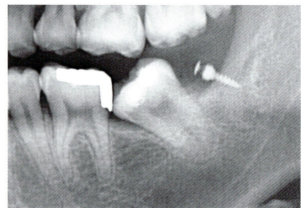

図A-4

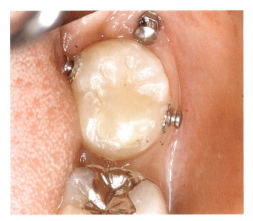
図A-5

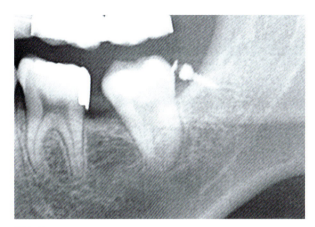
図A-6

　アンカースクリューを用いると先生の歯科臨床の引出しは非常に多くなってくる．この症例のように臼歯のアップライトもアンカースクリューを植立し，エラスティックチェーンをかけるだけでできてしまう．ブラケットもワイヤー屈曲も必要はない．筆者が本書で提案したいのは，「このような矯正歯科治療ができる材料がありますよ」，「アンカースクリューのこんな使い方がありますよ」ということである．この治療法は決して難しくはなく，むしろ簡単な治療法といえる．先生がアンカースクリューの使い方を覚えるだけで LOT を行えるのである．またアンカースクリューを用いるだけで LOT の難易度をグッと下げることができると考えている．

症例B

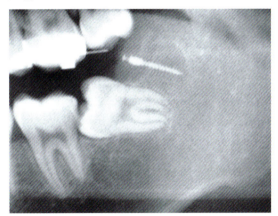
図B-1

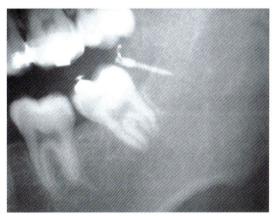
図B-2

　図B-1のように6遠心部に水平埋伏していた7も，7の遠心に植立したアンカースクリューからエラスティックチェーンで牽引すると，図B-2のようにアップライトしてくる．

症例C

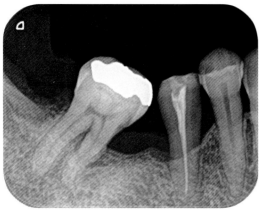
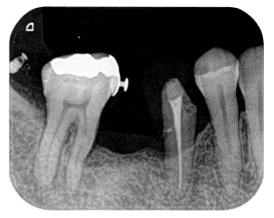

図C-1　　　　　　　　　　　　　　　　　　　図C-2

　図C-1のように，6̅の喪失のために近心傾斜した7̅も，7̅の遠心に植立したアンカースクリューからエラスティックチェーンで牽引すると，歯根が平行になるようアップライトできる（図C-2）．

症例D

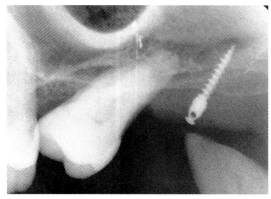
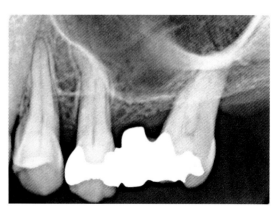

図D-1　　　　　　　　　　　　　　　　　　　図D-2

　図D-1, 2に示すように，下顎だけでなく，上顎も同じように行うことができる．

●圧下

症例E

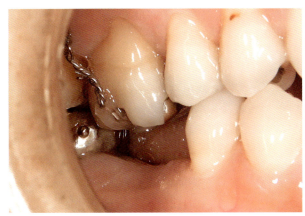
図E-1

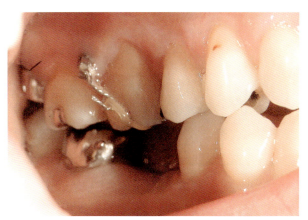
図E-2

　　　図E-1, 2に示すように, 対合歯を喪失し挺出した 6| の頬側と口蓋側にアンカースクリューを植立し, エラスティックチェーンをかけて矯正力を作用させると 6| は圧下する.

症例F

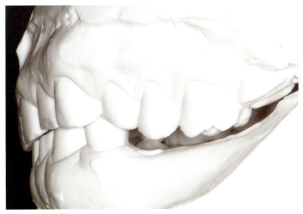
図F-1

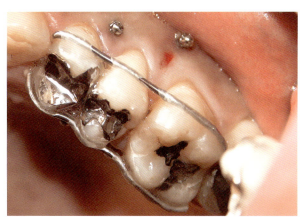
図F-2

　　　図F-1に示すように対合歯がなく, 挺出している場合も多くみられるのではないだろうか.
　このような場合, 挺出している歯, 歯群がすべて無髄であれば, 挺出している歯冠長を短くする(歯冠をカット)ことで, 対顎に補綴物を入れることができる. しかし挺出歯が有髄歯の場合には患者の利益を考えると同じことはできなくなる.
　圧下は, 歯の移動形式のなかで最も難しいとされている. そのため, いままでの矯正歯科治療では, 臼歯を純粋に圧下することは"無理, 難題"な注文であった. しかしアンカースクリューを用いると, 容易に臼歯の圧下が行える. しかも歯根吸収を起こすことも非常に少ない.
　図F-2のようにワイヤーを用いて圧下したい |4 5 6 をひとまとめにする. 頬側と口蓋側にアン

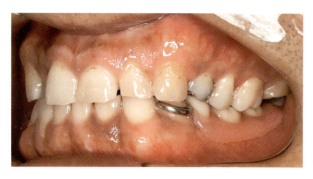

図F-3

カースクリューを植立し，エラスティックチェーンをワイヤーにかけておく．6か月程度の時間を要するが，4̱ 5̱ 6̱の圧下ができる（第4章参照）．下顎に最終補綴物を装着できるようになった（図F-3）．

このように，圧下したい部位周囲にアンカースクリューを植立して，"力系"を考慮して矯正力を発揮させれば容易に矯正歯科治療が行える．アンカースクリューを用いることによって，ブラケットもアーチワイヤーも必要なく，簡単に補綴前矯正歯科治療が行えるのである．

症例G

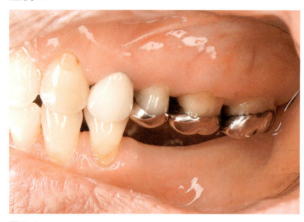

図G-1

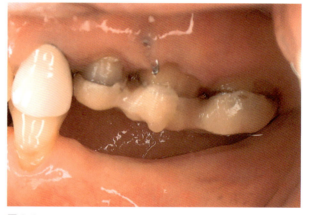

図G-2

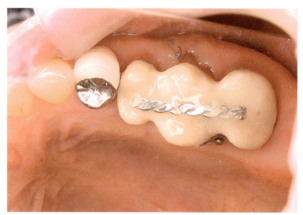

図G-3

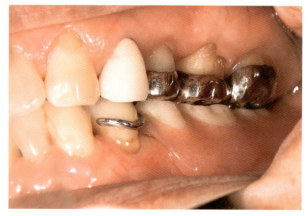

図G-4

対合歯の喪失により挺出した5̱ 6̱ 7̱にバーを接着した暫間被覆冠を装着し，6̱の頬側と口蓋側にアンカースクリューを植立してエラスティックチェーンで圧下させた（図G-1～3）．

12

●咬合平面の改善

症例H

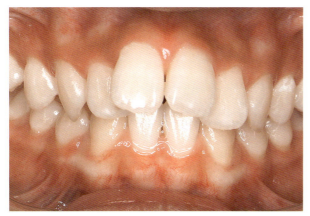

図H-1

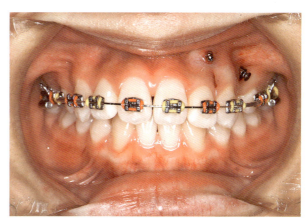

図H-2

　咬合平面の左右方向の傾斜の改善も行える．これにはエッジワイズ装置を使用するのだが，アンカースクリューを植立してエラスティックチェーンをワイヤーにかけて矯正力をかけると，咬合平面の改善ができる(図H-1, 2)．全顎的な補綴処置を行う際にアンカースクリューを用いた矯正歯科治療を行うことで，よりよい補綴治療が行えるようになる．

●挺出

症例I

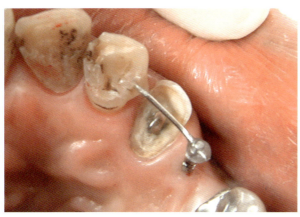

図I-1

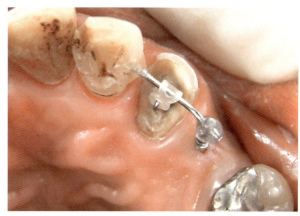

図I-2

　両隣在歯がある場合は，アンカースクリューを用いなくても挺出はできる．しかし隣在歯が歯周病であったり自費の補綴物が装着されている場合や，片側の隣在歯がなく「片持ち梁」の構造になる場合にはアンカースクリューが非常に有用であり，歯槽骨も上がってくる(図I-1, 2)．

●その他，多くの歯の移動の際の固定源

　歯を移動することで欠損歯部の骨量を増加させたり，歯周病で歯を固定源として用いることができない場合にもアンカースクリューが有用になる．

　このようにアンカースクリューを用いることで，エッジワイズ装置を使用しないでも，簡単に限局的な矯正歯科治療を行うことができる．また，エッジワイズ装置を用いた場合も，従来生じていた反作用についての配慮が不要な矯正歯科治療を行うことができるようになってきたのである．

　本書では，安全にアンカースクリューを用いた LOT をはじめることができるよう，矯正歯科治療の概念，必要な器具，材料，植立や撤去の仕方，破折時の対応の仕方を含めて，多くの症例写真を掲載したので，参考にしていただきたい．

　一般歯科の先生方にアンカースクリューを用いた矯正歯科治療をはじめていただき，日常臨床の幅を広げていただければ幸甚である．

CONTENTS

4 　執筆にあたって

7 ● 本書の目的

7 　一般開業医と矯正歯科治療
8 　アンカースクリューは先生の臨床を変える
　　8 　臼歯のアップライト
　　11 　圧下
　　13 　咬合平面の改善
　　13 　挺出
　　14 　その他，多くの歯の移動の際の固定源

第1章
歯科矯正用アンカースクリューの植立

22 ● アンカースクリューの植立

23 　植立部位の決定と患者への説明と同意
23 　術野の消毒
24 　浸潤麻酔
25 　アンカースクリューの植立
　　25 　ドリリング
　　25 　植立用ドライバー

28 ● アンカースクリュー植立時の配慮

28 　アンカースクリューのドライバーへの装填の仕方
29 　可動粘膜への植立
29 　ドライバーの使用方法
31 　皮質骨が薄い部分へのアンカースクリューの植立

- 36 ● 植立部位におけるアンカースクリューのサイズとポイント
    - 36 　上顎頬(唇)側歯根間歯槽骨部
    - 36 　上顎口蓋側歯根間歯槽骨部
    - 37 　臼後結節部
    - 37 　口蓋正中部
    - 38 　上顎正中部
    - 38 　下顎正中部
    - 39 　下顎頬側歯根間歯槽骨部
    - 39 　下顎臼後結節部

- 41 ● アンカースクリュー埋入時のトラブルと対処法
    - 41 　途中でアンカースクリューが回らなくなったとき
    - 42 　途中で痛みを訴えたとき
    - 42 　軟組織を巻き込んだとき

- 44 ● アンカースクリュー植立時の微調整

- 45 ● 牽引力をかける時期
    - 45 　即時荷重

- 46 ● リガチャーワイヤーでフックを作成
    - 46 　歯に矯正力を作用させるための準備

- 49 ● 若年者へのアンカースクリューの使用

- 50 ● 牽引を開始したが歯が動かない

- 51 ● アンカースクリューが歯根に接触

第2章 歯の移動形式

- 54 ● 歯の移動形式と最適な矯正力
    - 54 　5つの移動形式
        - 54 　傾斜移動
        - 54 　歯体移動
        - 55 　挺出
        - 55 　圧下
        - 56 　回転
    - 56 　歯の移動の最適な矯正力

第3章
アンカースクリューによる臼歯のアップライト

- 58 ● **大臼歯の遠心方向へのアップライト**
  - 60 　大臼歯の遠心側にアンカースクリューを植立
    - 61 　　上顎大臼歯の場合
    - 66 　　下顎大臼歯の場合
  - 75 　大臼歯の近心側にアンカースクリューを植立

- 80 ● **大臼歯の近心方向へのアップライト**

- 88 ● **大臼歯の頬側方向へのアップライト**

- 92 ● **大臼歯の口蓋側方向へのアップライト**

第4章
アンカースクリューによる歯の圧下

- 96 ● **臼歯の圧下**
  - 99 　１本の歯の圧下
  - 103 　複数の歯の圧下

- 106 ● **咬合平面の改善**

- 109 ● **前歯の圧下**

第5章
アンカースクリューによる残根の挺出

- 116 ● **アンカースクリューを使用しない場合**

- 120 ● **アンカースクリューを使用する場合**

第6章
アンカースクリューによるその他の歯の移動

- 128 歯の近遠心方向への移動
- 133 歯の回転
- 135 正中の一致（歯列の回転）

第7章
アンカースクリューの脱落と破折

- 138 **アンカースクリューの脱落**
  - 138 アンカースクリューの脱落の原因と対応
  - 139 アンカースクリューの脱落後の対応
  - 139 アンカースクリューが緩んだ場合

- 140 **アンカースクリューの破折**
  - 140 アンカースクリューの破折事例
    - 140 教訓その1
    - 141 教訓その2
    - 142 教訓その3
    - 142 アンカースクリュー植立時の注意点
    - 143 その他

- 144 **アンカースクリュー破折片の撤去**
  - 144 ピエゾサージェリーの使用
  - 146 ルートチップの使用
  - 147 ダイヤモンドバー・ラウンドバーの使用
  - 147 除去専用ドライバーの使用
  - 148 超音波スケーラーの使用

第8章
アンカースクリューの撤去

152 ● アンカースクリューの撤去法
- 152 　アンカースクリューの撤去方法
  - 154 　歯はアンカースクリューに近づいてくる

第9章
LOT(限局矯正歯科治療)のポイントと配慮

158 ● LOT(限局矯正歯科治療)の概念
- 158 　LOTの特徴
- 158 　LOTの目的

160 ● 治療にあたって考慮すべきポイント
- 160 　成人に矯正歯科治療をはじめるにあたって
  - 160 　顎骨の成長が期待できない
  - 161 　歯周病に対する配慮が必要
- 164 　成人患者に対する配慮
  - 164 　歯科医院での継続的な歯周病管理
  - 164 　装置に対する配慮
  - 167 　矯正力の力系に対する配慮
  - 169 　社会人としての審美的な観点から装置の装着に躊躇

171 ● 治療中のブラッシング

第10章
LOTに必要な器具と材料

176 ● LOTに必要な器具
- 176 　器具と用途
  - 176 　バンドプッシャー
  - 177 　バンドシーター
  - 177 　バンドドライバー
  - 178 　バンドリムーバー

- 178 エラスティックセパレーティングプライヤー
- 179 ライトワイヤープライヤー
- 179 ツイードアーチベンディングプライヤー
- 180 セーフホールドディスタルエンドカッター
- 181 ピンアンドリガチャーカッター
- 181 リガチャーディレクター
- 182 クリンピングプライヤー
- 182 ホウプライヤー
- 182 ユーティリティプライヤー
- 183 ブーンゲージ
- 184 スポットウェルダー
- 184 アンカースクリューを植立するドライバー
- 185 モスキートフォーセップス
- 185 口腔内および顔面写真撮影用のカメラ

186 LOTに必要な材料

186 材料と用途
- 186 ブラケット
- 189 ボンディング材
- 189 大臼歯用チューブ
- 191 バンド用セメント
- 191 大臼歯用バンド
- 192 ワイヤー類
- 194 リガチャーワイヤー
- 194 エラスティック類
- 197 コイル類
- 198 リンガルボタン
- 199 クリンパブルフック
- 199 ブラスワイヤー
- 200 アンカースクリュー

第11章 アンカースクリューとアンカレッジロス

202 歯科用アンカースクリューの概念
- 202 アンカレッジロスとアンカースクリュー
- 205 アンカースクリューを用いたLOTの特徴と注意点

第1章

歯科矯正用アンカースクリューの植立

アンカースクリューの植立

アンカースクリューの植立は非常に簡単である．しかし，解剖学にのっとった十分な配慮が必要になる．アンカースクリュー（図1-1：筆者の使用しているアブソアンカー／松風）の植立について解説する．

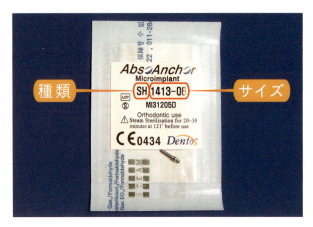

図1-1　アブソアンカー（松風）．

アンカースクリューの植立手順は，
①症例や目的に応じて，診断資料をもとに植立部位の決定
②患者への説明と同意
③植立部位の消毒
④浸潤麻酔
⑤植立
⑥矯正力の付加
となる．

植立部位の決定と患者への説明と同意

　まず移動させたい歯，歯群を決定する．そしてどの方向にどの程度，移動させるといいのかについて採得した資料をもとに考え，治療目標を決定する．そして治療目標を達成するために，どのような力系で歯を移動させ，考えられる反作用をどのように対応するのかを考え，アンカースクリュー植立部位を決定する．また当該部位にアンカースクリューを植立できなかったときの次善策も考えておく．

　アンカースクリューの植立にあたって，CTなどの資料から皮質骨の厚み，質，歯根との距離，重要な神経や血管との距離，大口蓋孔，切歯孔，オトガイ孔および上顎洞などの解剖学的構造物との位置関係や距離について問題がないかチェックする．そしてどのような太さ，どのような長さのアンカースクリューを使用すべきかなどについて判断する．

　これらのことが決定したら，文章にまとめ，患者の口腔模型やアンカースクリューを植立したサンプル模型などを呈示しながら，患者が理解しやすいように，治療法について提案を行う．

　患者に治療方法の提案と説明を行う際に，
①アンカースクリューを使用する方法とそうでない方法についての違い
②アンカースクリューを使用する利点と欠点
③アンカースクリューが治療途中で脱落する可能性とその際の対応
④予想される治療期間
⑤治療費や支払い方法
などのついても説明しておく．

　これから行う治療内容について，患者の同意が得られた後（未成年の場合は必ず保護者の同意を得ておく），上記内容を記した同意書を予め作成しておき，署名捺印していただき，複写して医院に保存あるいは本人に渡しておく．

術野の消毒

　術野の消毒の不備がアンカースクリューの脱落の原因としてあげられている．粘膜上のプラークをアンカースクリュー埋入時に巻き込むことがあるためである．使用する薬剤の決定は，ヨード系の薬剤に対するアレルギーなどの問題もあるため注意が必要になる．超酸性水などを用いての含嗽もいいだろう．

浸潤麻酔

アンカースクリューは，粘膜や歯肉を貫通して植立させる．その際の痛みを感じないようにさせる．表面麻酔だけでもいいのだが，シリンジを用いて麻酔を行った行為自体が患者に安心感を与える場合が多いため，筆者は1.0mLのシリンジ（図1-2）を用いて浸潤麻酔を行っている．

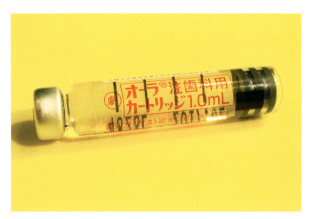

図1-2　1 mL の麻酔用シリンジ．

しかし注入する麻酔の量は少ない．図1-3に示す量で，2本のアンカースクリューが植立できる．要件としては，
①痛みを感じる軟組織のみを麻酔し，歯根膜の感覚が失われるような多量の麻酔をしない
②上記の理由で，粘膜および歯肉にのみ少量麻酔し，骨内に麻酔を入れない
③歯根膜の感覚を失わせずにおくことで，アンカースクリューが歯根に近づいたら圧力が歯根膜周囲にかかり，痛み生じるようにしておく．この配慮で歯根や歯根膜を傷つけるリスクをほとんど回避することができる．少量の麻酔を，時間をかけてゆっくりと粘膜内に入れていく．

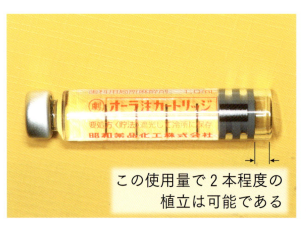

図1-3　浸潤麻酔後のシリンジ．

アンカースクリューの植立

● ドリリング

　皮質骨表面が非常に硬い場合，セルフタッピング法ではアンカースクリューが皮質骨表面で空回りして挿入できない．とくに正中口蓋部ではドリリングしなければ挿入することが難しい．また下顎頬側歯槽部や基底部に植立する場合も，皮質骨が硬く，挿入が難しい場合が少なくない．無理に挿入するとアンカースクリューは破折する可能性が高くなる．挿入できたとしても，皮質骨にマイクロフラクチャーが生じ，脱落の原因となる可能性も非常に高くなる．

　それらの危険を避けるためには，予めドリリング用のバーを用いて，注水下でドリリングしておく．一般的に植立しようとするサイズ（直径）よりも0.3mm程度細いサイズのドリリング用バー（図1-4）を使用する．他の部位に関しても，ドリリングを行った上で植立を行うことが推奨される．

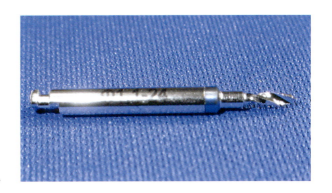

図1-4　ドリリング専用のバー（松風）．

● 植立用ドライバー

　筆者は植立に使用するドライバーを部位によって使い分けている．
①上顎結節，上顎口蓋側斜面およびアンカースクリューを咬合平面に対して垂直に植立したい場合は，コントラアングルタイプのドライバー（図1-5, 6）．
②正中口蓋縫合部付近には，電動のコントラアングルタイプのドライバー（図1-7）．
③その他の部位には，ストレートタイプのロングドライバー（図1-8）．

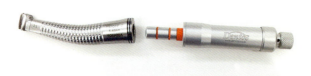

図1-5 コントラアングルに装着可能なハンドドライバー(松風).

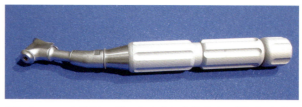

図1-6 コントラアングルタイプのドライバー(Ortholution Co.,Ltd).

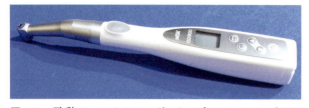

図1-7 電動のコントラアングルタイプのドライバー(NSK iSD900：ナカニシ).

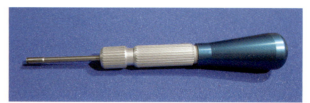

図1-8 ストレートタイプのロングドライバー(ニューハンドドライバー：松風).

　①と②の場合の違いは，手用コントラアングルタイプのドライバーを用いると，アンカースクリューが歯根に近づいたときの患者の痛みに対して，植立をすぐさま中止することができる．また骨の硬さを感じながら植立することができるため，部位に応じて使い分けができる．しかし正中口蓋部付近は骨が丈夫で硬く，手用タイプのドライバーを使用すると挿入が困難で"ブレ"を起こすことが予測されるため，電動タイプの使用をすすめる．

　ドライバーの先に装着するチップには，径の太いもの(図1-9のA：フィグゼーションタイプ)と細いもの(図1-9のB：スモールヘッドタイプ)があり，ヘッドの大きさによって使い分ける．

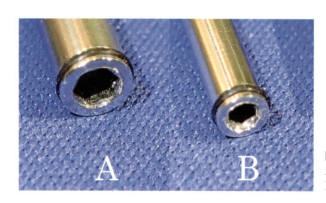

図1-9 ドライバーの先に装着するチップ．
A：径の太いチップ(FH用)．
B：径の細いチップ(SH用)．

　ロングタイプのドライバー用のチップには，新しいタイプと古いタイプがある．またコントラアングルタイプのチップには長さが異なるタイプの商品がある(図1-10)．ややこしいと思われるかもしれないが，慣れると非常に単純である．正中口蓋部付近に植立する場合は，最も長いチップを使用しなければ適切に植立することができない(図1-11, 12).

図1-10 チップ各種.
　下からコントラアングルタイプのチップの19mm，36mm，ロングドライバーのチップ，ニューハンドドライバー用チップ．
図1-11　短いチップ（19mm）を使用した場合，埋入角度が近心に傾斜する．
図1-12　長いチップ（36mm）を使用した場合，垂直方向に植立することができる．

	図1-10
図1-11	図1-12

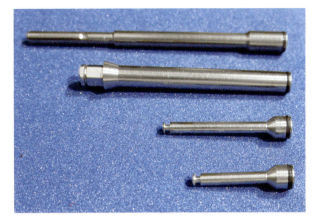
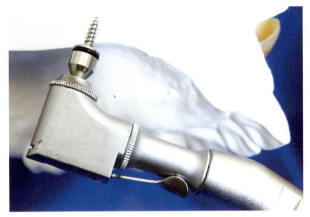
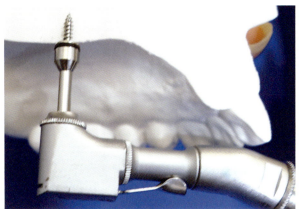

　口蓋斜面に関しては，比較的短いチップが使用しやすい．他の部位については，前方部の障害の高さに応じた長さのチップを選ぶ．すべての部位について最も長いチップを応用しようとすると，患者の開口範囲に無理が生じ，アンカースクリューを植立できないこともある（図1-13a,b）．

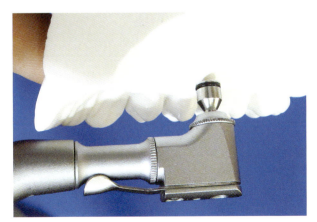
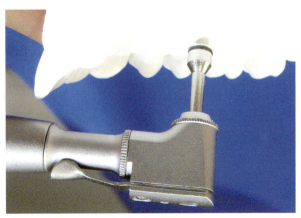

図1-13a　短いチップ（19mm）を使用した場合．

図1-13b　長いチップ（36mm）を使用した場合．
aの方が，開口量が少ないのがわかる．

アンカースクリュー植立時の配慮

アンカースクリューのドライバーへの装填の仕方

　使用するアンカースクリューをメーカーの指示どおり滅菌する．滅菌したアンカースクリューが不潔にならないように，パックのなかでのアンカースクリューのヘッドの位置と方向を確認した上で，鋏を用いて封をカットし（図1-14），チップにパケージ内で装着する（図1-15）．使用したアンカースクリューのパッケージのロット番号を記録する必要があるため，パッケージやパッケージの印刷部をカルテや当該患者用の模型箱などに保存しておく．

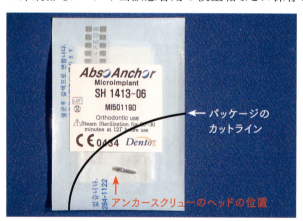

図1-14　パッケージのカット．

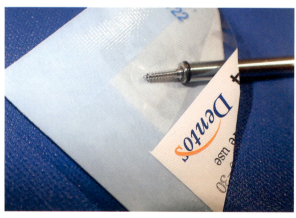

図1-15　袋のなかでチップの先にアンカースクリューを装填．

可動粘膜への植立

　アンカースクリューの植立は，付着歯肉部の方が可動粘膜部よりも容易である(図1-16)．しかし部位や症例によっては可動粘膜部に植立する場合もある．その際は，粘膜にわずかな切開を加えて植立するか，軟組織部位に大きなテンションをかけて植立する．軟組織を巻き込むと，それ以上の埋入ができなくなるのでわかりやすい．

　切開を加えずに植立している最中に軟組織を巻き込んだときは，
①巻き込んだ軟組織を切開して植立を続ける
②一度ゆるめて，再度粘膜部にテンションをかけて植立を再開する
のいずれかの方法を行う．

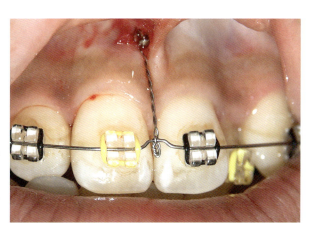

図1-16　上唇小帯部にアンカースクリューを埋入．
　浸潤麻酔の後に，縫合を必要としない程度の切開を加えて，アンカースクリューを埋入するのがポイントである．

ドライバーの使用方法

　ストレートタイプのロングドライバーを使用して付着歯肉部に植立する場合は，ドライバーエンドを掌にあて，親指，人差し指と中指でドライバーのチップを時計方向に回転させる(図1-17～19)．ドライバーの後方部と中央部を把持して，中央部を回転させるのではないので注意する(図1-20)．韓国では反時計方向に回転させて埋入させる商品(図1-21)も販売されている．これはアンカースクリューにかかるトルクによって緩まないようにとする配慮から生まれた商品であるが，日本では販売されていない．

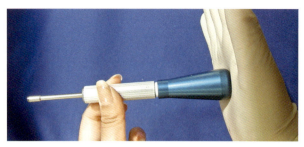

図1-17 ロングドライバーの持ち方．ドライバーエンドを掌にあてる．

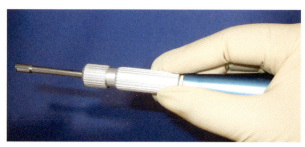

図1-18 ロングドライバーの持ち方．親指，人差し指と中指でドライバーを包むように保持し，時計方向に回転させる．

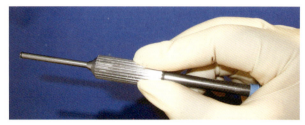

図1-19 ロングドライバーの持ち方（以前のタイプ）．

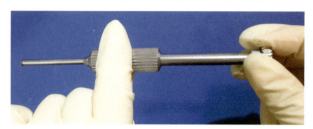

図1-20 ロングドライバーの誤った持ち方．

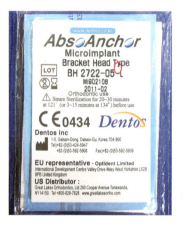

図1-21 反時計方向に回転させて埋入するアンカースクリュー．

コントラアングル型のドライバーを使用する場合，右利きの術者では，右手の親指と人差し指と中指でドライバーのチップが時計方向に回転するように装置の後方部を回転させる（図1-22）．また，左手の人差し指を用いてドライバーのヘッド部に圧をかけて，アンカースクリューが植立部位から外れないようにし，さらにアシスタントにドライバーの中央部あたりをしっかりとグリップしてもらいながら，グリップエンドを回転させると植立時の"ブレ"が減少する（図1-23）．

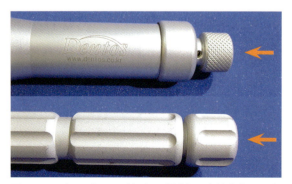

図1-22 グリップエンド（矢印の部分）を時計方向に回転させると埋入が可能となる．

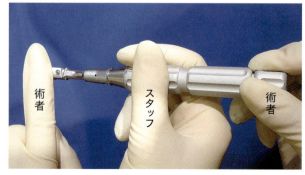

図1-23 ドライバーのヘッド部を押しながら，ドライバーの中央部をスタッフに保持してもらうことで"ブレ"が減少する．

ブレを少しでも減らすように，リズミカルにドライバーを回転させ，脇を締めて腕を大きく動かさないように注意する．また歯根の近くに植立する場合は，患者が痛みを訴えていないか確認しながら植立する．アンカースクリュー植立時に痛みを訴えた場合は，一度埋入を中止して30秒程度休憩をとる．それで痛みが消失すれば，埋入を継続する．痛みが引かない場合は，逆回転させて少し緩めて，植立方向を変えて植立を行う．植立角度や方向を変更しても痛みが生じる場合は，当初予定した場所を諦めて，他の部位に植立する．予定の植立場所にこだわり過ぎて，痛みによるクレームがでたり，治療自体が中止にならないよう配慮する．

皮質骨が薄い部分へのアンカースクリューの植立

アンカースクリューの多くは，オッセオインテグレーションを利用するタイプのスクリューではないため，できるだけ多くの皮質骨を維持に利用したい．

上顎臼歯部の頬側部は，「薄い皮質骨」であったり，「歯根が近接する」などアンカースクリューの脱離しやすい要因があるので，この部位へのアンカースクリューの植立のポイントをあげる．
①浸潤麻酔を行う．
②エキスプローラーを用いて植立したい部位に圧痕をつける．

　たとえば上顎第二小臼歯と第一大臼歯の間に植立したい場合は，2歯のコンタクト部あたりの歯肉にエキスプローラーを押しつけて，圧痕(図1-24)をつける．両歯の歯根の間隔は，その部位が最も広いからである．

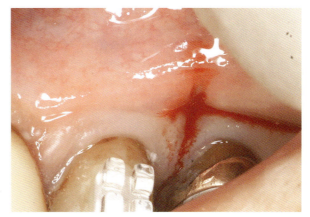

図1-24　歯肉にエキスプローラーでつけた圧痕．

圧痕を咬合面から確認する．付与した圧痕が的確な位置であれば，圧痕部から埋入する．近心寄りに圧痕が付与されていれば，そのラインよりも遠心から，遠心寄りに圧痕が付与されていれば，そのラインよりも近心から植立を開始する．このように圧痕を植立のガイドラインとする(図1-25)．

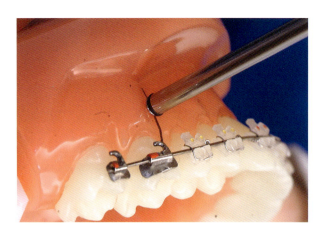
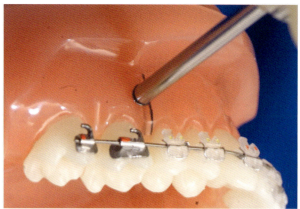
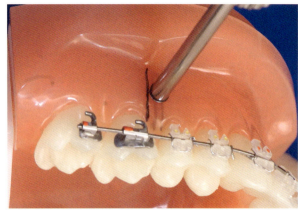

図1-25a 図1-25b
図1-25c

図1-25 圧痕と植立開始位置関係.
図1-25a 圧痕が適切な植立予定位置なら,その圧痕の上から植立する.
図1-25b 圧痕が植立予定位置の近心にあれば,圧痕より遠心位から植立する.
図1-25c 圧痕が植立予定位置の遠心にあれば,圧痕より近心位から植立する.

③近心側からのアプローチとなるため,アンカースクリューが歯根へ近づかないようにする配慮から,できるだけ歯肉に垂直にアプローチする(図1-26).

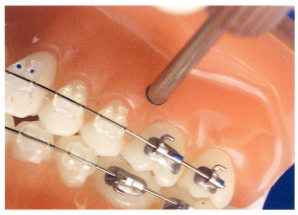
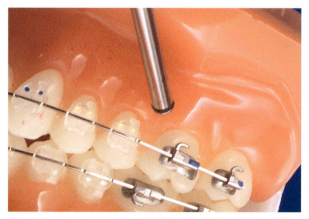

図1-26a できるだけ歯肉に垂直にアプローチを心がける. 図1-26b 近心から遠心方向に斜めにアプローチすると第一大臼歯の歯根にアンカースクリューがあたってしまう.

④埋入開始時は，歯槽骨に対して垂直方向に埋入を行う（図1-27）．皮質骨に埋入したら抵抗が増すので感覚が変わる．そして2mm程度埋入した時点で，ドライバーを少し逆回転させ，抜けない程度にゆるめて埋入角度を変えて再度埋入する（図1-28）．そうすることで皮質骨に対して斜めに植立することが容易にできる．

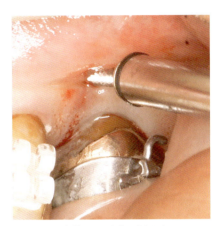
図1-27　歯槽骨に垂直に埋入する．

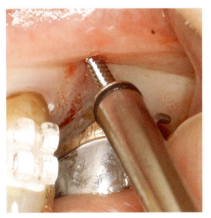
図1-28　ドライバーを逆回転させ角度を変更して再度埋入する．

この方法を用いることで，前述の2点の問題が解決できる．すなわち皮質骨の薄さに関しては，アンカースクリューを斜めに植立することで，より多くの皮質骨で維持（図1-29）することができる．また斜めに植立することで，歯根との距離をとる（図1-30）ことも可能となる．

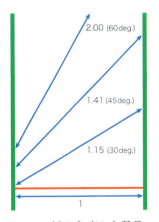
図1-29　挿入角度と皮質骨の距離の関係．

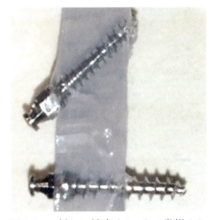
図1-30　斜めに植立することで歯根からの距離を保つことができる．

上顎頬側部にアンカースクリューを斜めに植立したパノラマエックス線写真を供覧する（図1-31～36）．アンカースクリューを歯根間のわずかな距離を抜くように植立したアンカースクリューはエックス線写真上に白い丸い点として投影される．アンカースクリューを斜めに植立していることがわかるだろう．

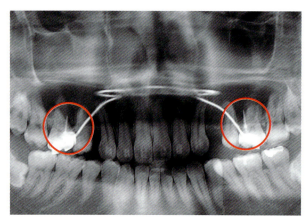
図1-31　植立後のパノラマエックス線写真1．

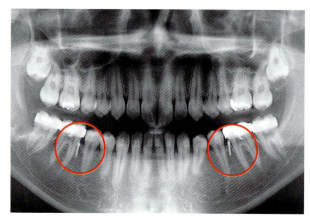
図1-32　植立後のパノラマエックス線写真2．

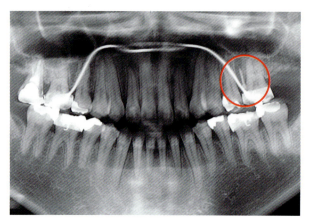
図1-33　植立後のパノラマエックス線写真3．

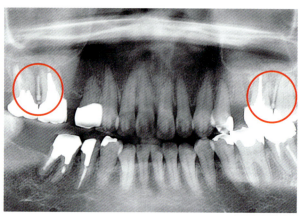
図1-34　植立後のパノラマエックス線写真4．

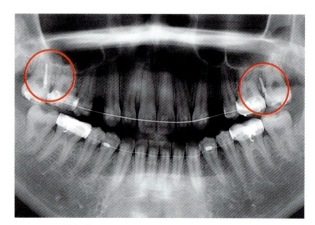
図1-35　植立後のパノラマエックス線写真5．

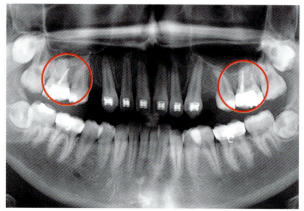
図1-36　植立後のパノラマエックス線写真6．

　　斜め方向に植立するこの方法は，アンカースクリューが歯根間に存在しないために，歯列全体あるいは歯を移動させる場合の障害とならないために非常に有効な手段（図1-37～38）である．もし仮に，アンカースクリューが歯根間に存在すると，歯列を移動させる際の妨げとなり，治療が進まなくなってしまう．

アンカースクリュー植立時の配慮

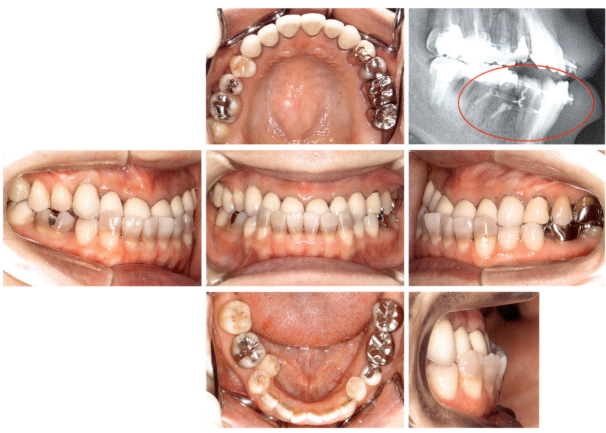

図1-37　下顎前突症例にアンカースクリューを用いて改善したい症例（術前）．

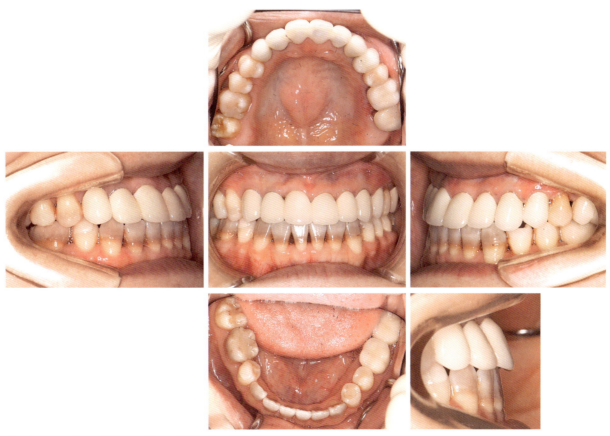

図1-38　アンカースクリューを用いて改善した口腔内写真（術後）．

植立部位におけるアンカースクリューのサイズとポイント

部位別におけるアンカースクリューのサイズをまとめてみる．しかし植立部位や粘膜の厚みに応じて，太さと長さを変える必要がある．一般に骨内に4mm以上埋入されていれば予後はいいとされているため，粘膜の厚みを考慮してサイズを決める．しかしヘッド部が長く口腔内に露出している場合は違和感が大きい．

● 上顎頰（唇）側歯根間歯槽骨部（図1-39）

植立する部位が歯根と隣接する場合，アンカースクリューは細く短いもの（SH1413-06：スモールヘッドタイプ）を使用する．埋入にはロングドライバーを使用する．隣接する歯根がない場合や粘膜が厚い場合は，同じ径のより長いものを使用する．上顎洞に対しては，穿孔しても重大な感染は生じないとされている．また歯槽骨の皮質骨と上顎洞側の両方の皮質骨をつかめるので，アンカースクリューの維持には有利とされている．

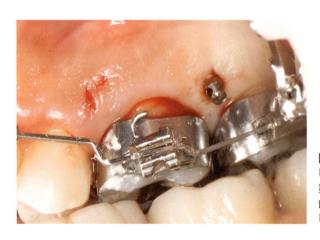

図1-39　上顎頰側付着歯肉部に埋入したアンカースクリュー．第二小臼歯と第一大臼歯の間に植立を試みたが，歯根間距離が狭く，埋入中に痛みが生じたため，1歯後方部に植立した．

● 上顎口蓋側歯根間歯槽骨部（図1-40）

植立する部位が歯根と隣接していても，歯根間距離が広いため，頰側と比較して植立しやすい．粘膜が頰側と比較して分厚いため頰側より若干長いアンカースクリュー（SH1413-07）を使用する．粘膜が厚い場合は，同じ径のより長いものを使用する．アンカースクリューの埋入にはロングドライバーあるいはコントラ型のハンドドライバーを使用する．当該部位に植立する場合，口蓋神経や動・静脈の走行に注意しなければならない．

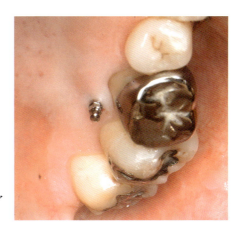

図1-40 上顎口蓋斜面に埋入したアンカースクリュー．

●臼後結節部（図1-41）

コントラアングルタイプのドライバーを用いなければ埋入できない．また骨質が柔らかく，皮質骨も薄く難しい部位である．対咬歯があればさらに難しい．

アンカースクリューの長さは粘膜の厚みによって対応させる．フィグゼーションタイプの方が，ヘッドにエラスティックなどをかけやすい．植立にあたって口蓋孔にも注意を払う．

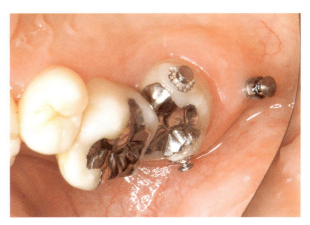

図1-41 上顎臼後結節部に埋入したアンカースクリューを用いて，近心傾斜した第二大臼歯のアップライトを行っている．

●口蓋正中部（図1-42）

固い皮質骨が存在する部位であるが，長いものを使用すると鼻腔への貫通が懸念されるため，太く短いもの(FH1817-06)を使用する．皮質骨が硬いので，アンカースクリューの植立する際にドリリングをしておく．またロングドライバーを使用した場合，口蓋に対して垂直方向に植立することができないので，"インプランター"などの器具を使用する．ハンドのコントラ型のドライバーで植立も可能だが，皮質骨が硬いため植立時に"ブレ"が生じ，脱落しやすくなる．この部位に埋入するとトランスパラタルアーチを固定や牽引することができる．そして結果的に，上顎大臼歯を固定したり近遠心方向へ牽引したり圧下したりすることができる．

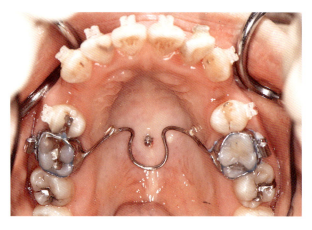

図1-42 口蓋正中部に埋入したアンカースクリュー．

● 上顎正中部（前鼻棘下部）

　　上顎前歯の圧下やガミースマイルの改善などを行う場合に，上顎正中部に植立することが多い（図1-43）．可動粘膜部に植立するため植立後フックを付与する．中切歯の歯根にあたらないように図1-44のような角度でアンカースクリューを埋入する．埋入にはロングドライバーを使用し，細く短いもの（SH1413-06あるいはSH1413-07）を使用する．

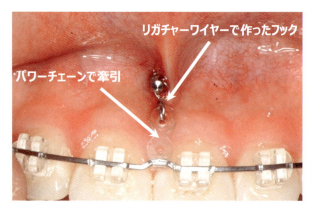

図1-43 前鼻棘下部に埋入したアンカースクリュー．

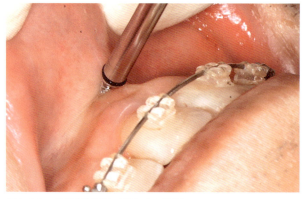

図1-44 前鼻棘下部に埋入する角度．

● 下顎正中部（図1-45）

　　下顎前歯の圧下する場合に，この部位にアンカースクリューを植立することが多い．可動粘膜部に植立するため植立後にフックを付与する．中切歯の歯根にあたらないように注意が必要である．埋入にはロングドライバーを使用し，細く短いもの（SH1413-06あるいはSH1413-07）を使用する．

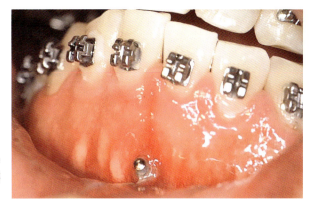

図1-45 下顎正中部に埋入したアンカースクリュー．違和感が大きく，潰瘍を作りやすい．

●下顎頰側歯根間歯槽骨部（図1-46）

　アンカースクリューを植立する部位が歯根と隣接する場合は，細く短いもの（SH1413-06あるいはSH1413-07）を使用する．埋入にはロングドライバーを使用する．隣接する歯根がない場合や粘膜が厚い場合は，同じ径のより長いものを使用する．上顎と比較して下顎は皮質骨が非常に硬いので，ドリリングしなければ埋入ができないことも多い．アンカースクリュの埋入にあたってはオトガイ孔に注意する．

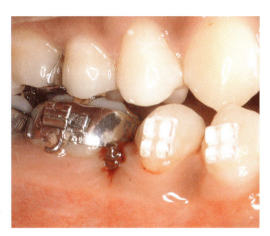

図1-46 下顎頰側付着歯肉部に埋入したアンカースクリュー．

●下顎臼後結節部（図1-47）

　第二大臼歯のアップライトを行う場合に，この部位にアンカースクリューを植立することが多い．可動粘膜部に植立するため植立後にフックを付与する．またヘッド部が対合歯と接触しないよう配慮する必要がある．下顎骨がこの部位で外側に湾曲していることが多いため，浸潤麻酔時に骨の存在を確認する必要もある．アンカースクリューの埋入には，ロングドライバーあるいはコントラ型のハンドドライバーを使用する．皮質骨が非常に硬いので，ドリリングしなければ埋入ができない場合もある．筆者はFH1817-08をよく使用している．また埋伏している第三大臼歯があると，アップライトが十分にできない場合やアンカースクリューの埋入が困難な場合もあるため，あらかじめ抜歯しておく方が治療が進みやすい．

第1章 歯科矯正用アンカースクリューの植立

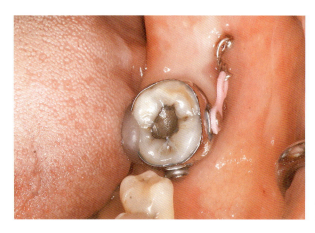

図1-47 下顎第二大臼歯遠心部に埋入したアンカースクリュー．ヘッドの部分が歯肉に埋もれている．

スモールヘッドタイプとフィグゼーションタイプではヘッドの大きさが異なるため（図1-48），使用するアブソアンカーのタイプに応じたドライバーチップを使用する．

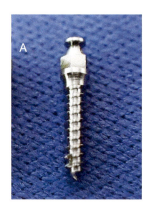 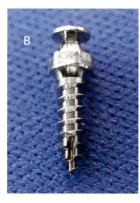

図1-48 スモールヘッドタイプとフィグゼーションタイプのヘッドの大きさの違い．
A：スモールヘッドタイプ（SH1413-06）．
B：フィグゼーションタイプ（FH1817-06）．

アンカースクリュー埋入時の
トラブルと対処法

途中でアンカースクリューが回らなくなったとき

　埋入途中でドライバーに大きな抵抗がかかり，それ以上回転できない状態になれば，その時点で埋入を停止して，どの程度ヘッドが露出しているのか確認する必要がある（図1-49）．それで問題がなければ埋入を完了とする．さらなる埋入が必要な場合は，一度そのアンカースクリューを撤去してドリリングを行ってから再度植立を試みるか，短くて一回り太いアンカースクリューに変更して埋入する．
　さらに深く埋入しようとドライバーを無理に回転させすると，アンカースクリューがねじきれてしまう可能性が高い．絶対にそれ以上ドライバーを回転させてはいけない．

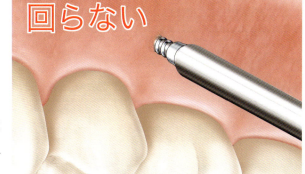

図1-49　途中でドライバーが回らなくなった．
　無理に深く埋入しようとするとアンカースクリューはねじきれてしまうので，それ以上ドライバーを回転させない．

途中で痛みを訴えたとき

　埋入しているときに，痛みがでていないかどうかを常に確認しながら植立することが重要になる．途中で痛みを訴えた場合は，その場でドライバーの回転を中止し，そのままの状態で30秒程度待機し，痛みがなくなればさらに埋入を進める．しかし痛みが減じない場合は，少しドライバーを逆回転させた後に，方向を若干変えて埋入する（図1-50）．

　麻酔の量を少なくしておくことで，このような安全対策ができる．これはアンカースクリューが歯根に直接接触するのではなく，歯根膜への圧迫がかかって痛みが生じると考えられている．たとえ歯根膜の一部を傷つけても，自然に歯根膜が修復することが知られている．そのため歯の移動ができなくなるような重篤な事態にはならない．

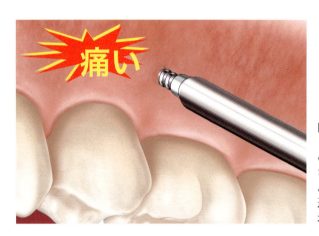

図1-50　埋入途中で痛みを訴えた．
　ドライバーの回転を中止し，そのままの状態で30秒程度待機し，痛みがなくなればさらに埋入を進める．しかし痛みが減じない場合は，少しドライバーを逆回転させた後に，方向を若干変えて埋入する．

軟組織を巻き込んだとき

　前述のように可動粘膜部に植立する場合，軟組織を巻きもむことが多い．巻き込むとドライバーが回転しなくなる．そのため予め切開をしておくか，巻き込んだ状態が確認できれば，その時点で巻き込んだ粘膜部を切開するとよい．

　図1-51に粘膜の巻き込みが"すじ状"に認められる．No.12のメスなどでドライバーのヘッド周囲を切開すると粘膜の緊張がなくなり，続けて植立することが可能になる（図1-52）．

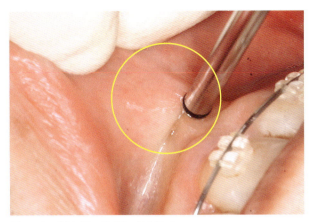
図1-51 植立時の粘膜の巻き込み．

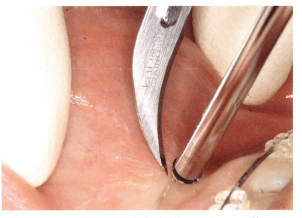
図1-52 メスで巻き込んだ粘膜を切開すると埋入が可能となる．

アンカースクリューのステントについて

アンカースクリュー用のステントについては，筆者が2001年の日本矯正学会，日本口腔インプラント学会，シンポジウムOrthodontics 2001で紹介し，『Int J Adult Orthodon Orthognath Surg』に掲載され，Orthodontics in the 21st Centuryおよび21世紀のオーソドンティックスでも紹介した．CTのデータと模型のデータを合成し，光造形システムを用いて，歯根，上顎洞，下顎管やオトガイ孔などの解剖学的構造物の位置や形状がわかるような透明な実態模型を作成した．その実態模型上で，アンカースクリューがそれらの構造物に接触しないように植立するステントである．

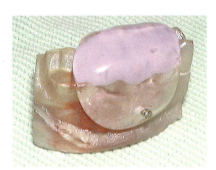
アンカースクリュー用ステント．

アブソアンカーは紹介したように歯根の存在する部位については，最終的に斜め方向に植立するため，ステントの必要性を感じたことは一度もない．また麻酔を少なくすることでアンカースクリューが歯根に接触することは避けられると考えている．しかし歯根間にどうしても植立しなければならない場合，あるいは形状や太さなどの制限によってどの部位にも骨に対して垂直に植立し，結果的に歯根間に尖端が埋入するようにしなければ脱落しやすい他社の商品については，必然的にステントが必要になる．当然，費用が余分に発生するがやむを得ないことであると考える．しかしステントを用いたとしても，歯根との接触は避けることが可能とはなるが，100％の成功率とはならないことを付記しておく．

アンカースクリュー植立時の微調整

　ドライバーをアンカースクリューから外した際に，ヘッドについている穴（図1-53）の方向を確認する．アンカースクリューヘッドに付与されている穴が粘膜の方向を向いていない方が，リガチャーワイヤーやエラスティックスレッドを粘膜に接触せずに，容易に通すことができるので，最終的にヘッドについている穴の向きを，微調整をすることが必要になる（図1-54, 55）．

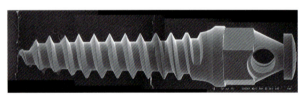

図1-53　ヘッドに穴があいており，リガチャーワイヤーなどを通したりすることができる．（北海道医療大学歯学部歯科矯正学講座の飯嶋雅弘先生のご厚意による）

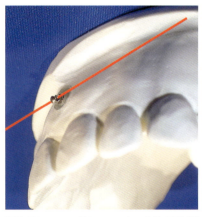

図1-54a　ヘッドについている穴が粘膜の方向に向いていない方が使用しやすい．

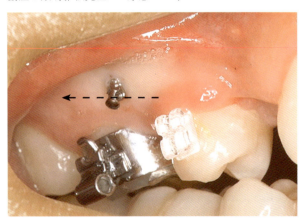

図1-54b　ヘッドについている穴にリガチャーワイヤーを通す．

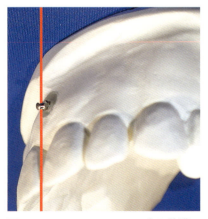

図1-55　ヘッドについている穴が粘膜の方向に向いていた場合．

牽引力をかける時期

即時荷重

　筆者は，患者の時間的制約がなければ，必ず植立時に少し小さめの荷重を付加している．はじめはH．M．Kyung教授がされているのでみならっていたのだが，H．M．Kyung教授と同じ教室のH.S.Park教授の著書に，「生理的な範囲の力は骨の改造能力を促進させる」とされている．また，「ある程度の矯正力は骨形成を促進できる」と報告されている．そのため「アンカースクリューも植立初期に弱い矯正力を加えると，骨改造および骨形成をもたらすと考えられる」と理由が明記されていた．それを根拠にして筆者は植立後に弱い即時荷重を加えている．

リガチャーワイヤーでフックを作成

アンカースクリューにパワーチェーンやコイルなどのパワープロダクトを付帯させて歯や歯列の牽引を行う．しかしアンカースクリューのヘッドが小さく，パワープロダクトがかけにくかったり，食事やブラッシングの際に外れるといったトラブルが起きやすい（図1-56）．そのためフックを埋入時に作成しておくとこのようなトラブルを避けることができる．筆者はフックの作成に，直径が0.010インチ程度のステンレス製のリガチャーワイヤーをよく使用している．

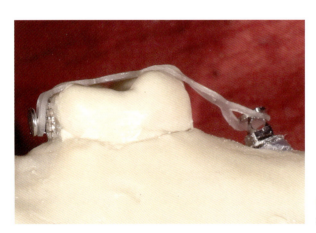

図1-56 傾斜したヘッドにパワープロダクトをそのまま掛けると外れやすい．

歯に矯正力を作用させるための準備

例として，下顎第二大臼歯遠心に植立したアンカースクリューに，フックを作り第二大臼歯近心部にボンディングしたリンガルボタンにパワーチェーンを装着するまでの手順を示す．

リガチャーワイヤーでフックを作成

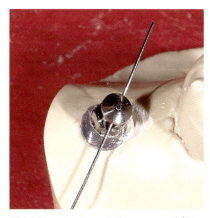

図1-57 アンカースクリューのヘッド部の穴にリガチャーワイヤーを通す．

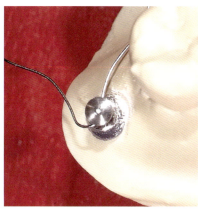

図1-58 リガチャーワイヤーを折り返す．

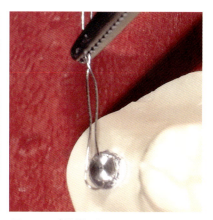

図1-59 折り返したリガチャーワイヤーをモスキートフォーセップスでつかむ．

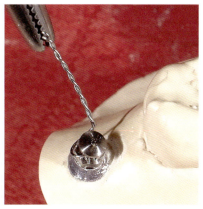

図1-60 モスキートフォーセップスを用いてリガチャーワイヤーをよじる．

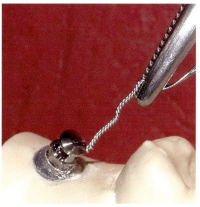

図1-61 きれいに隙間なくよじる．

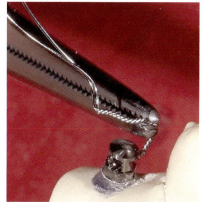

図1-62 モスキートフォーセップスで"くの字"に折り返す．

①短めにリガチャーワイヤーをピンカッターで切断する．
②モスキートフォーセップスの先でリガチャーワイヤーをつかみ，アンカースクリューのヘッドの穴に通す（図1-57）．
③穴からでてきたリガチャーワイヤーをモスキートフォーセップスでつかみ，折り返す．その際に頬粘膜を傷つけないように注意する（図1-58）．
④折り返したリガチャーワイヤーをモスキートフォーセップスでつかむ（図1-59）．
⑤時計方向にモスキートフォーセップスを回転させ，リガチャーワイヤーをよじる（図1-60）．
⑥アンカースクリューのヘッド部近くまできれいによじる（図1-61）．
⑦モスキートフォーセップスを使って，手首をひねるようにして適切な長さで折り返す（図1-62）
⑧ピンアンドリガチャーカッターを用いてリガチャーワイヤーを切断する（図1-63）．
⑨必要な長さのパワーチェーンを用意して，モスキートフォーセップスを用いてフックにかける．
⑩モスキートフォーセップスを用いて，パワーチェーンをボタンにかける．近心傾斜しており，かけるのが難しいので，その際にアシスタントにリガチャーディレクター（図1-64）を用いてかけるのを手伝ってもらう，あるいはモスキートフォーセップスを2本用いる（図1-65）と容易にできる．
⑪フックの先を，モスキートフォーセップスを用いて閉じる（図1-66, 67）．

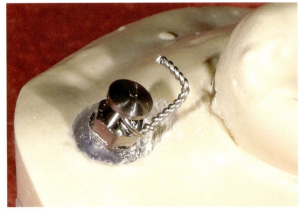
図1-63 ピンアンドリガチャーカッターで適切な長さに切断する.

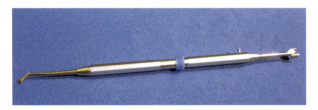
図1-64 リガチャーディレクター.

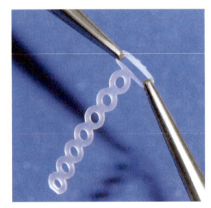
図1-65 パワーチェーンを2本のモスキートフォーセップスで把持する.

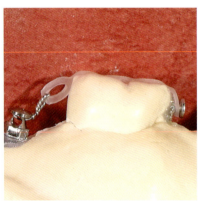
図1-66 牽引を開始.

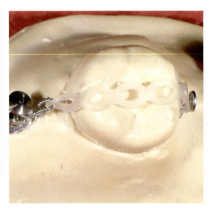
図1-67 このようにしておくとパワーチェーンは外れにくい.

　こうしておくと，パワープロダクトが外れにくくなるため，急患として来院する頻度も少なくなる．また作成したフックは，来院時ごとに作成し直す必要はなく，フックの先をピンセットなどで"開いたり，閉じたり"する，あるいは距離が短くなってきたのであれば，ピンアンドリガチャーカッターを用いて切断し，フックを短くする．

　また図1-67のようにしておくと，遠心方向にアップライトするだけでなく圧下が生じる．通常，遠心方向にアップライトすると，当該歯は挺出する．そのため多くの量の"咬合調整"が必要であった．この方法を用いることで多くの削合が不要となる．ただし対合歯がある場合は，咬合によってパワーチェーンが切れてしまうため，パワーチェーンが通る部分に"グルーブ"を付与しておくとよい．

若年者へのアンカースクリューの使用

　若年者へのアンカースクリューの植立は問題ないのであるが，成長期なので骨質が柔らかく，長期間の使用は難しい．筆者の場合，とりわけ学童期の小児に対する成功率は極めて低い．どうしても使用しなければならない場合は，正中口蓋縫合部から10mm程度側方に離れた場所に植立して，インダイレクトアンカレッジとして利用するといいだろう．

　成人の患者と同様に使用する場合は，保護者に脱落の可能性を伝え，承諾を得たうえで埋入を開始する．

牽引を開始したが歯が動かない

アンキローシスを起こしている歯は，アンカースクリューを用いて牽引を行っても移動はできない．そのため当該歯の移動を諦めるか，脱臼をさせる，ピエゾサージェリーを用いてアンキローシスを起こしている部分ごと移動させるなどの方法をとる．図1-68に第二大臼歯を抜去して，第三大臼歯の牽引をはかったエックス線写真を示す．長期間牽引を行ったが動かなかった．そのため外科的に脱臼をはかったところ，ようやく動きだした（図1-69）という経験をした．

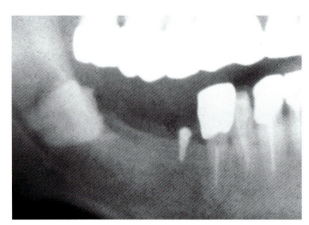

図1-68　牽引を試みたが動かない．

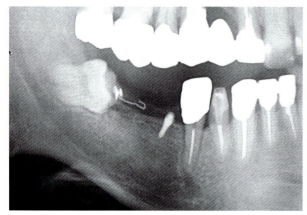

図1-69　脱臼させたところ，ようやく動き出した．

アンカースクリューが歯根に接触

　アンカースクリューを植立した際に，アンカースクリューと歯根との近接や接触によって植立当日や翌日にかけて痛みが生じる可能性がある．しかし歯根と接触しても大きな問題にはならないと記載されている書物もある．このような事態を避けるために植立時に浸潤麻酔をできるだけ少なくし，歯根膜に接近してきたら痛みを感じやすい状態にして植立する．また痛みを訴えた際には埋入方向を変えるなどの対応をすればよいだろう．

　アンカースクリューが歯根に接触したり近接しすぎた場合は，脱落する可能性が高いため，同じ場所から，同じ方法で植立して同じ誤りを起こさないように注意を払い，経験を生かすことが肝要である．

参考文献

1. Motoyoshi M, Yoshida T, Ono A, Shimizu N. Effect of cortical bone thickness and implant placement torque on stability of orthodontic mini-implants. Ins J Oral Maxillofac Implants.2007；22：779-784.
2. Kuroda S, Yamada K, Deguchi T, Hashimoto T, Kyung HM, Takano-Yamamoto T. Root proximity is a major factor for screw failure in orthodontic anchorage. Am J Orthod Dentofacial Orthop. 2007; 131: 68-73.
3. HS.Park（著）高橋正光（監訳）．矯正用アンカースクリューを用いた矯正歯科治療．東京：砂書房，2013；301-318.
4. Yasuda Y, Kitai N. and Takada K：A stent for orthodontic mini-implant using stereolithography, Orthodontics in the 21st Century, 大阪：大阪大学出版会，2002；202-203.
5. 保田好隆．矯正歯科治療におけるデジタルテクノロジーの変化．21世紀のオーソドンティックス．東京：クインテッセンス出版，2003；89-93.
6. Kitai N, Yasuda Y and Takada K: A stent fabricated on the selectively colored stereolithography model for placement of orthodontic mini-implants. Int J Adult Orthodon Orthognath Surg. 2002; 17(4)：264-266.

第2章

歯の移動形式

歯の移動形式と最適な矯正力

5つの歯の移動形式

歯の移動様式には5つの様式がある(図2-1〜5).

●傾斜移動(図2-1)

歯軸の角度を是正する目的で行う移動様式.

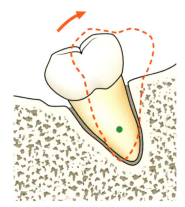

図2-1　傾斜移動.

●歯体移動(図2-2)

歯軸の角度を変化させないで移動させる様式.

歯の移動形式と最適な矯正力

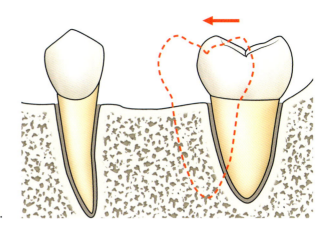

図2-2　歯体移動.

● 挺出（図2-3）

歯軸に沿って歯を歯冠側へ移動させる様式.

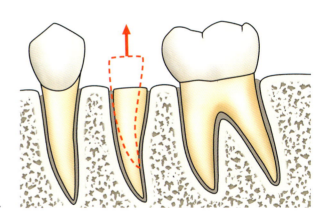

図2-3　挺出.

● 圧下（図2-4）

歯軸に沿って歯を歯根側へ移動させる様式.

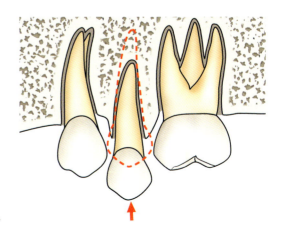

図2-4　圧下.

●回転（図2-5）

歯軸に沿って歯を回転させる移動様式．

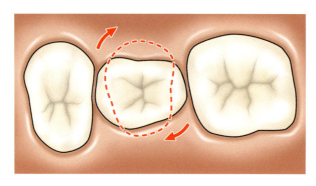

図2-5　回転．

歯の移動の最適な矯正力

　1歯あたりの移動に最適な力は，それぞれの移動様式によって異なることが知られている．W.R. Proffit教授は，移動様式と最適な矯正力の関係を表2-1のように示した．

　最適な矯正力は，歯根膜にある血管を閉鎖せずに細胞活性を刺激する必要十分なレベルでなければならないとしている．過大な矯正力を歯に加えると，歯根膜の血管が完全に閉鎖され，歯槽骨は硝子様変性を起こし歯は移動しなくなる．その組織に血管が再び形成されなければ歯が移動しないために，結果として治療期間が長引くと結論している．

　小さな力では歯は動かないが，大きすぎる力をかけないことがポイントである．

表2-1　矯正力による歯の移動に最も適した力

移動のタイプ	矯正力*（g）
傾斜移動	35-60
歯体移動（平行移動）	70-120
歯根の直立	50-100
回転	35-60
挺出	35-60
圧下	10-20

＊ここで示した値は，ある程度歯の大きさによって変わる．切歯では表より小さい値となり，臼歯では大きい値となる．

参考文献

1. WR. Proffit（著），高田健治（訳）．新版プロフィトの現代歯科矯正学．東京：クインテッセンス出版，2004；148-195，296-325．
2. 月星光博，月星千恵．一般歯科医のためのMTM．東京：クインテッセンス出版，2003；8-16．

第3章

アンカースクリューによる
臼歯のアップライト

大臼歯の遠心方向へのアップライト

　歯のアップライトの移動様式は，傾斜移動である．そのため比較的容易に行うことができる．LOTを行うにあたって，アンカースクリューを用いないで行うには，多くの固定源が必要となる（図3-1）．たとえば，6̲の欠損が原因で生じた7̲の近心傾斜を是正するには，5̲から反対側の3̲におよぶ固定源が必要になる．それはLOTの原則からすると対象歯である7̲のみを移動させ，他の歯を移動させてはならないからである．

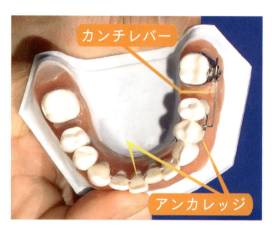

図3-1　従来法のおける大臼歯のアップライト．

　第二大臼歯の近心傾斜を是正するような症例の場合，固定源としてエッジワイズ装置を用いた場合，アーチワイヤーによって固定源である歯群が移動し，対顎の歯との咬合が変化する．そのような結果を避けるためにはアーチワイヤーのベンディングが必要となる．専門開業している矯正医といえども，固定源である歯を全く動かさないようなベンディングを行うことは，非常に困難な作業である．ブラケットを装着する位置を工夫することでベンディングは不要と考えられがちである．たとえば，図3-2に示すようにブラケットを装着することで，頬側からみるとベンディングは不要であるように思える．

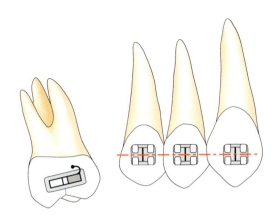

図3-2 一見ベンディングが不要と思えるブラケットの配置．小臼歯と犬歯を同じ高さのポジションにブラケットを装着すると，固定源が動かないように思える．

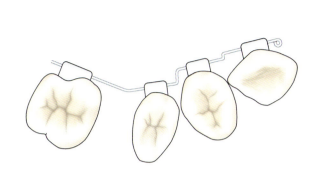

図3-3 咬合面からみるとベンディグが必要なのが理解できる．

　しかし咬合面からみるとどうだろう（図3-3）．大変失礼とは思うが，歯学部を卒業して矯正科の医局に入局して，毎日のようにワイヤーベンディングの練習を多く行ってきた矯正医なら概ね可能かもしれないが，数回の講習会を受講して矯正歯科治療を行っている一般歯科医の先生方や，このような訓練を積んでいない技工士には，エッジワイズ装置用の角ワイヤーをこのようにベンディングすることは，非常に難しい作業となる．

　同じ理由で，一般にベンディングを行うことができないニッケルチタン系のワイヤーを用いた場合，アンカーとなる歯群は容易に動いてしまい，結果として口腔内全体の咬合が変化してしまうため，このような治療を安易に行うべきではない．

　アンカースクリューを用いてLOTを行う場合は，従来の方法のような多くの固定源を必要としない．またアップライトしなければならない大臼歯は，その前方の歯が欠損し，長時間かかって近心に傾斜しているので，アンカースクリューを遠心部に植立し，遠心方向へ牽引することでLOTは終了する．しかし，近心方向へ歯根を移動させてアップライトしようとすると，より複雑な計画が必要となる．一般的にもともとあった状態に戻すように治療計画を立てる方が，LOTをやさしく行うことができる．

　ただし，アンカースクリューを植立する際に，
①移動方向の歯槽部の骨の状態が思わしくなかった場合
②移動方向に骨がない
③移動方向に埋伏している第三大臼歯などの歯がある
といった場合には，多少の困難が伴うため工夫が必要となる．

　①あるいは②の場合は，よりよい場所にアンカースクリューを植立することができずに，妥協的な移動となることがある．また，患者から装置が頰粘膜に食い込むなどの違和感を訴えることも多い．

　③の場合は，第三大臼歯を抜去しなければ歯の移動ができない．その際，抜去した部位にはアンカースクリューを植立できないため，骨組織が再生するまで（概ね6か月以上）治療を待機する．そのため抜去した際に，抜歯窩周囲の下顎枝前縁の丈夫な皮質骨にアンカースクリューを植立（図3-4）して，早期にLOTを開始する．

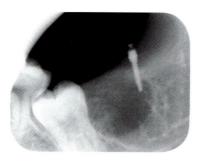

図3-4 抜歯直後に抜歯窩周囲のしっかりした皮質骨を利用してアンカースクリューの植立を行った．

大臼歯の遠心側にアンカースクリューを植立

　アップライトしたい歯の遠心側にアンカースクリューを植立して，遠心方向に牽引するとLOTは完了する．近心傾斜した歯をアップライトすると，咬合高径は高くなり（図3-5），結果として咬合調整や咬頭の削合を行いながらLOTを行っていくことになる．

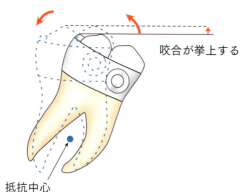

図3-5 遠心にアップライトすると咬合高径は増加する．

　しかし牽引方法を工夫すれば，アンカースクリューを用いて圧下しながらアップライトすることができる．この方法は，とくに当該部位が有髄歯である場合に有益な手段となる．図3-6のように牽引すると挺出が生じるが，図3-7のように牽引するとパワーチェーンで咬合面を押える力が生じるため，歯を挺出させずに遠心に傾斜させることができる．ただし，牽引するゴムが咬合面をまたぐため，対合歯によって切断される可能性が高い．そのため歯に牽引するゴムが通る幅と深さをもった溝を形成しておくと切断されない．

　歯が移動をはじめると，治療前と比較して歯の動揺度が増してくるので，来院ごとにピンセットなどで歯の動揺のチェックを忘れずに行う．また「動かないから」といって大きな力を加えてしまうと，アンカースクリューの脱離を招くこともあるので，適切な力をかけ続けることがポイントとなる．

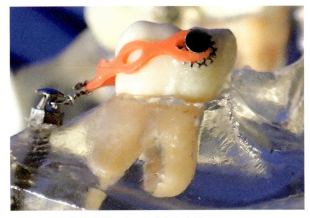
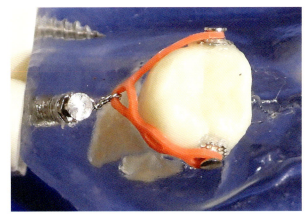

図3-6a, b　挺出を起こすアップライト方法.

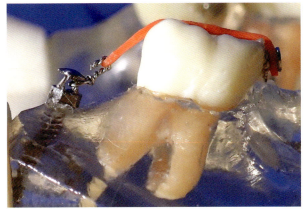
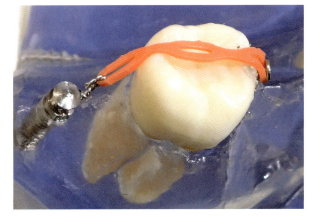

図3-7a, b　圧下しながらアップライトできる方法.

上顎大臼歯の場合

一般的に，第一大臼歯を喪失して放置し第二大臼歯が，あるいは第二小臼歯を喪失し，第一および第二大臼歯が近心に傾斜している症例をみる機会が多い（図3-8）．

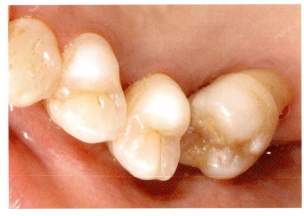
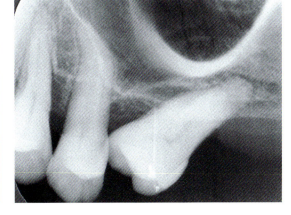

図3-8a, b　上顎の第二大臼歯が近心傾斜している症例.

近心傾斜を改善するには，大臼歯遠心部の上顎結節部にアンカースクリューを植立して牽引しアップライトを行う．しかし，上顎結節部は骨質がよくなく皮質骨が薄いことも多いため，アンカースクリューを植立しても牽引中に脱落してしまう可能性もある．

上顎結節部にアンカースクリューを植立するには，ストレートタイプのロングドライバーを使用すると，図3-9に示すように開口量が大きくなりすぎるためできない．また植立方向が遠心に向いており，骨量が少なく骨質がよくない場所に植立するため，コントラアングルタイプのドライバーを使用する（図3-9, 10）．

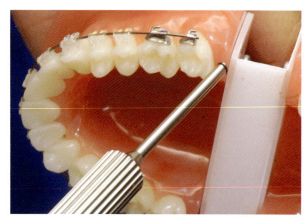 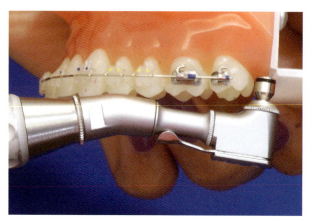

図3-9　ストレートタイプのロングドライバーでのアプローチ．　　図3-10　コントラアングルタイプのドライバーでのアプローチ．

筆者の矯正のコース（保田矯正塾）を受講されている一般歯科の先生方の症例も含めて紹介する．一般歯科の先生が手掛けたケースとして参考にしていただきたい．

症例3-1

|6 の歯冠が崩壊し，|7 が近心に傾斜している（図3-11a）．|6 の残根を抜去し，歯周初期治療終了後の口腔内写真とエックス線写真を図3-11b〜d に示す．上顎結節部にアンカースクリューを植立し，パワーチェーンで遠心方向へ牽引した（図3-11e, f）．|7 がアップライトしてきたので（図3-11g），最終補綴物を装着した（図3-11h〜j）．

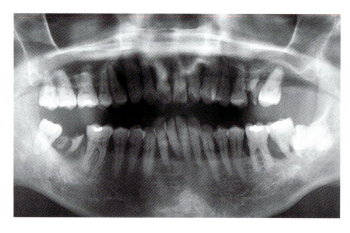

図3-11a　術前のパノラマエックス線写真．

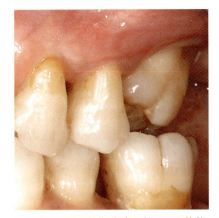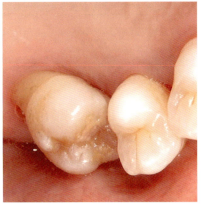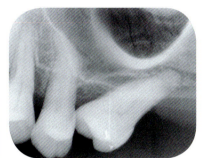

図3-11b〜d　初期治療が終了した状態の口腔内写真とエックス線写真．

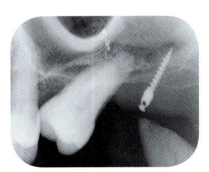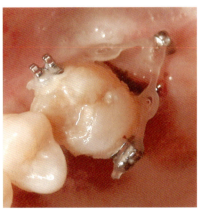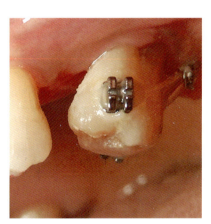

図3-11e　埋入したアンカースクリュー．　　図3-11f, g　パワーチェーンで牽引中の|7．

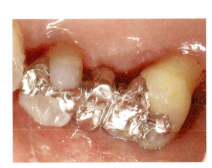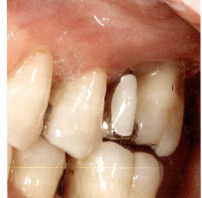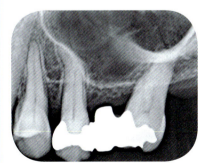

図3-11h〜j　アップライト後の最終補綴物装着時の口腔内写真とエックス線写真．

症例3-2

|7が抜去されたまま放置されていたので|8が近心傾斜した状態で，矯正歯科治療を希望して来院された（図3-12a, b）．|6にバンドの装着ができなかったため，|8のアップライトから行った（図3-12c〜e）．図3-12cと図3-12dを比べれば，粘膜が厚いことが理解できる．6か月後，図3-12eおよび図3-12fに示すようにスペースができ，|6にバンドを装着し，加強固定装置の装着が可能となった．

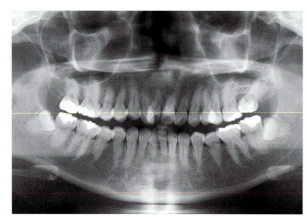

図3-12a　初診時のパノラマエックス線写真．

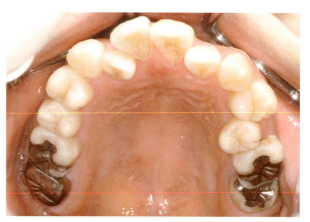

図3-12b　初診時の口腔内写真．

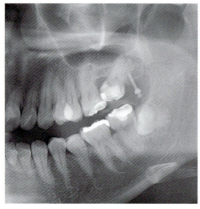

図3-12c　アンカースクリューを植立．

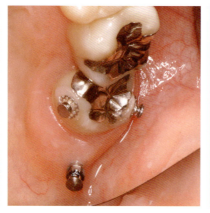

図3-12d, e　アンカースクリューの植立と牽引．

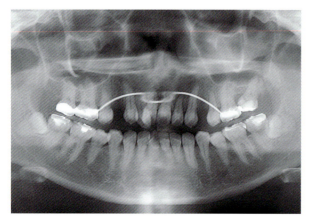

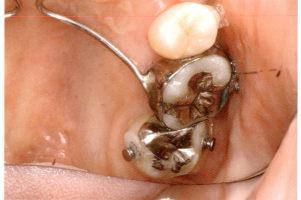

図3-12f, g　アップライト後の加強固定装置の装着時のエックス線写真と口腔内写真．

症例3-3

7|7は6|6遠心に接触しており，萌出ができない状態にある（図3-13a, b）．7|7をアンカースクリューで牽引したが（図3-13c, d），7|7遠心側に骨量が少なく，左側は遠心傾斜することでアンカースクリューと近接し，右側は途中でアンカースクリューが脱離した（図3-13e, f）．アンカースクリューを再植するスペースはなかったが，ある程度の遠心傾斜ができていたのでセパレーティングエラスティクスなどを用いて7|7を萌出させた（図3-13g）．アップライトを開始して完了するまでに9か月を要した．このように萌出障害のケースにも応用することができる．

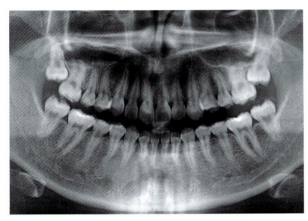

図3-13a, b　初診時のパノラマエックス線写真と口腔内写真．

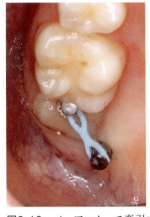

図3-13c, d　アンカーで牽引中の口腔内写真．

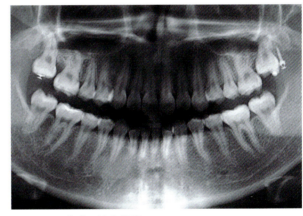

図3-13e　牽引の途中経過．

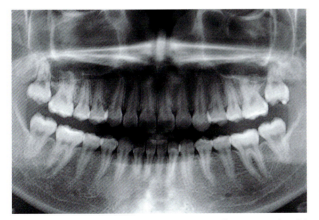

図3-13f　両側ともにアンカースクリューが脱落したが，遠心傾斜はできている．

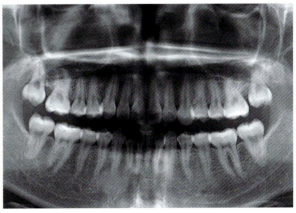

図3-13g　セパレーティングエラスティクスによって7|7を萌出させた．

●下顎大臼歯の場合

　下顎は，上顎と比較して皮質骨が厚く，骨質が良好な症例が多いため，アンカースクリューを植立してLOTを行うことに適している．しかし臼後部は粘膜が分厚いため，粘膜の厚みに応じた長めのアンカースクリューを使用する．またヘッドが粘膜に埋もれてしまうことも多いため，植立時にヘッドに付与しているホールを利用して，リガチャーワイヤーなどでフックを作成しておく（図3-14）．そうすることでパワーチェーンの脱離が生じないばかりか，来院ごとにヘッドを露出させるための開窓処置も不要となり，パワーチェーンの交換も短時間で容易に行うことができる．

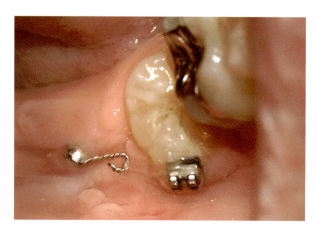

図3-14　アンカースクリューのヘッドの部分にリガチャーワイヤーで作成したフックにパワーチェーンをかける．

　下顎第二大臼歯遠心部は，症例によって下顎骨が外側に湾曲している．そのため理想と考えられる植立部位に骨組織がない場合もあるので，術前にCTなどで確認するか，植立の際の浸潤麻酔時に骨の場所を確認して最善のポジションにアンカースクリューを植立する．最善のポジションに植立できない場合は，頬側寄りの下顎枝前縁部に，ヘッドを少し舌側に傾斜させた状態で植立するなど工夫する（図3-15）．

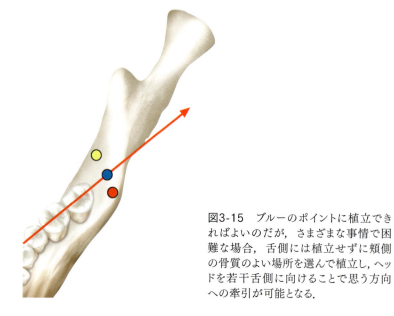

図3-15　ブルーのポイントに植立できればよいのだが，さまざまな事情で困難な場合，舌側には植立せずに頬側の骨質のよい場所を選んで植立し，ヘッドを若干舌側に向けることで思う方向への牽引が可能となる．

大臼歯の遠心方向へのアップライト

　下顎第二大臼歯遠心部へのアンカースクリューの植立には，上顎のようにコントラアングルタイプのドライバーを使用しなくても，多くの場合ストレートタイプのロングドライバーで容易に植立することができる（図3-16）．

　ストレートタイプのロングドライバーで植立すると，歯根と平行あるいは遠ざかる方向への植立が可能となる（図3-17）．コントラアングルタイプのドライバーを用いて植立した場合は，アンカースクリューを歯根に近づける結果となる（図3-18）．

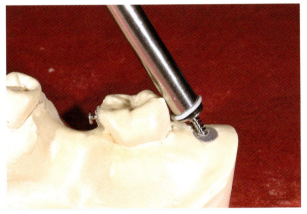

図3-16　下顎第二大臼歯遠心部へのアンカースクリューの植立には，ストレートタイプのロングドライバーで植立できる．

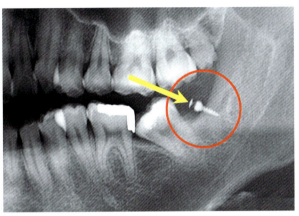

図3-17　ストレートタイプのロングドライバーを用いると，歯根と平行方向にアンカースクリューを植立できる．

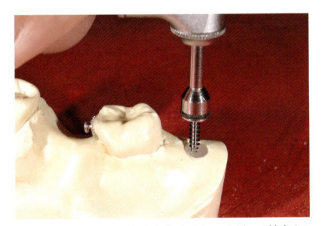

図3-18a　コントラアングルタイプのドライバーを用いて植立すると，アンカースクリューを歯根に近づけて埋入することになる．

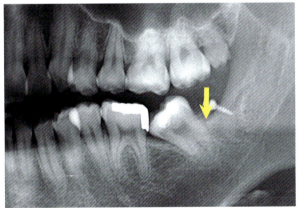

図3-18b　コントラアングルタイプのドライバーを用いて植立すると，矢印のように歯根に近づけて埋入することになる．

　下顎の場合にも，LOTによって歯がアップライトしてくると歯冠が遠心に傾斜し，アンカースクリューのヘッドに歯冠が近接してくる．そのため植立用のドライバーで撤去できなくなることがある．そのときには第8章を参考に，ヘッドの一部を切断し，慌てずにホウプライヤーあるいはユーティリティプライヤーなどを用いて，ゆっくりと反時計方向に何度も回転を加えていくことでアンカースクリューを撤去することができる．

第3章 アンカースクリューによる臼歯のアップライト

症例3-4

　 6|6 を抜去し放置していたため， 7|7 の近心傾斜が認められる状態で補綴治療がされていた（図3-19a, b）． 7|7 遠心部にアンカースクリューを植立し（図3-19c），パワーチェーンで8か月かけて 7|7 のアップライトを行った（図3-19d～f）．

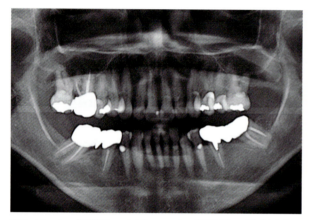
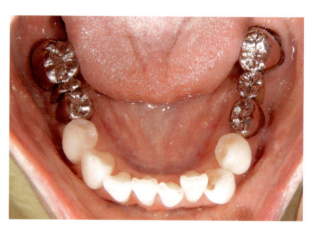

図3-19a, b　初診時のパノラマエックス線写真と口腔内写真．

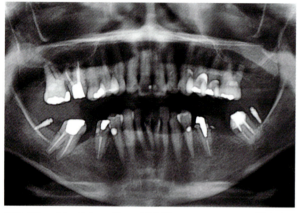
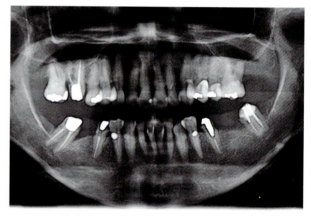

図3-19c　アンカースクリュー植立時のパノラマエックス線写真．　　図3-19d　 7|7 アップライト終了時のパノラマエックス線写真．

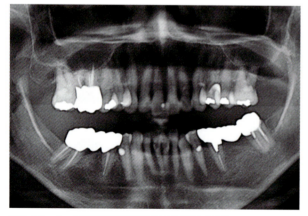
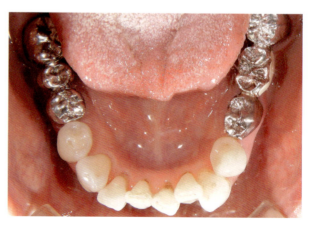

図3-19e, f　最終補綴物装着後の口腔内写真．

症例3-5

 $\overline{6|}$ が欠損しており，$\overline{8\ 7|}$ が近心傾斜している（図3-20a〜c）．$\overline{7|}$ のアップライトを行うため，$\overline{8|}$ を抜去し（図3-20d），アンカースクリューを $\overline{8|}$ 遠心部に植立した（図3-20e）．アップライトとともに圧下をはかる目的で，咬合面にパワーチェーンがかかるように $\overline{7|}$ 近心面にリンガルボタンを装着した（図3-20f）．6か月かけて $\overline{7|}$ のアップライトを行い，最終補綴物を装着した（図3-20g）．

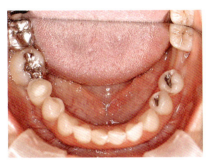
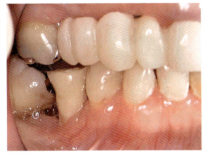
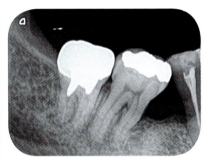

図3-20a〜c　初診時の口腔内写真とエックス線写真．

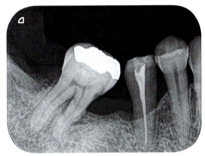
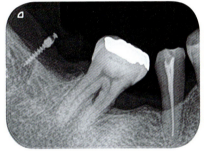
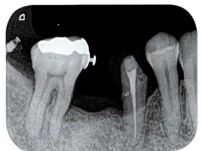

図3-20d　$\overline{7|}$ のアップライトのため $\overline{8|}$ を抜去する．

図3-20e　アンカースクリューを植立して遠心方向からパワーチェーンで牽引する．

図3-20f　$\overline{7|}$ のアップライト後のエックス線写真．

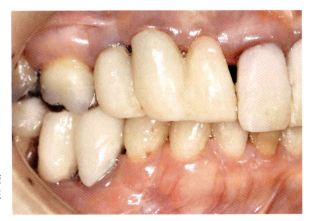

図3-20g　最終補綴物装着後の口腔内写真．$\overline{8|}$ を抜去した理由は $\overline{8|}$ が遠心部歯肉に埋まるからである．

症例3-6

7̅ 8̅ が近心傾斜しており，しかも8̅は埋伏している(図3-21a)．8̅を抜去し，8̅遠心部にアンカースクリューを植立した(図3-21b)．7̅咬合面にリンガルボタンを装着し，アンカースクリューからパワーチェーンをかけて遠心方向へ牽引を行った(図3-21c)．図3-21dは牽引2週間後，図3-21eは1か月後，図3-21fは2か月後そして図3-21gは2か月半後のエックス線写真を示す．8̅を抜去した修復機転が，7̅のスムースな移動を引き起こしたことも考えられる．

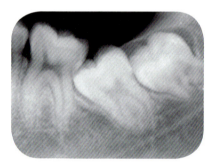

図3-21a　初診時のエックス線写真．

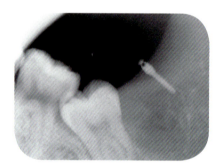

図3-21b　8̅を抜去し，8̅遠心部にアンカースクリューを植立した．

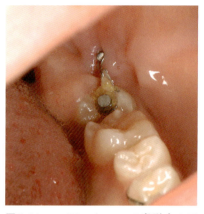

図3-21c　パワーチェーンで牽引中の口腔内写真．

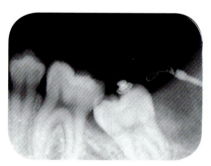

図3-21d　牽引開始2週間後のエックス線写真．

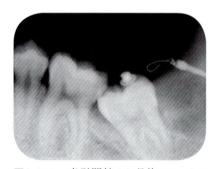

図3-21e　牽引開始1か月後のエックス線写真．

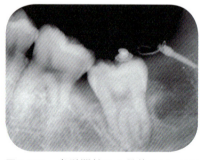

図3-21f　牽引開始2か月後のエックス線写真．

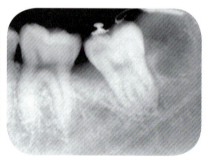

図3-21g　牽引開始2か月半後のエックス線写真．

症例3-7

中学生の男児で，小学生から矯正歯科治療で上下顎の拡大を行っている．8̲の歯胚を除去後に7̲のアップライトを計画した（図3-22a）．8̲の歯胚を抜去して（図3-22b），抜歯窩に長い12 mmのアンカースクリューを植立した（図3-22c）．植立後，7̲咬合面の近心よりにリンガルボタンを装着して牽引を開始した（図3-22d）．図3-22eに4か月後の，図3-22fに5か月後のエックス線写真を示した．ほぼ5か月でアップライトは完了した．図3-22gに牽引終了4か月後のエックス線写真を示したが，後戻りする様子はなく安定している．これから下顎の配列がはじまる．中学生の男児ではあるが，植立場所によってはアンカースクリューが十分に使用できることが示された．また，このような水平埋伏歯でも萌出余地があれば配列することができる．

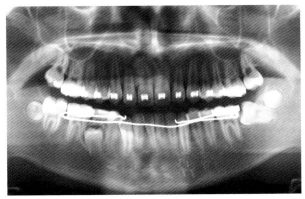

図3-22a 上顎は排列中，下顎は拡大中のパノラマエックス線写真．

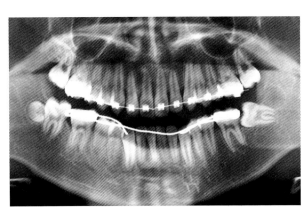

図3-22b 8̲の歯胚を抜去．

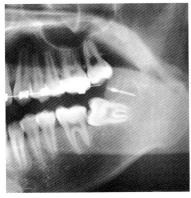

図3-22c 長いアンカースクリューを抜歯窩に植立．

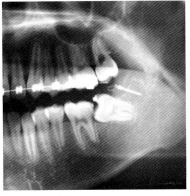

図3-22d 7̲をパワーチェーンで牽引を開始した．

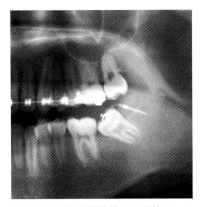

図3-22e 牽引開始後4か月後．

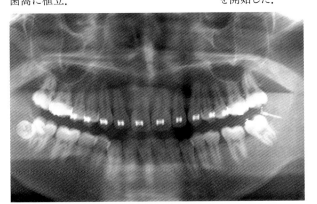

図3-22f 牽引5か月後にほぼアップライトが完了した．

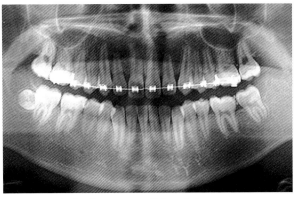

図3-22g 牽引を終了して4か月後．安定している．

第3章 アンカースクリューによる臼歯のアップライト

症例3-8

初診時には|5の歯冠が崩壊しており，|6 7が近心傾斜していた（図3-23a）．初期治療を終えた状態を図3-23b, cに示す．|7遠心部にアンカースクリューを植立して，|6 7を図3-23dに示すように，まとめて後方に牽引した．その際に圧下を行わずにアップライトをはかったので，咬合面（とくに遠心の|7咬合面）の削合が必要となった．アップライト完了後の咬合面観を図3-23eに示す．|4と|6の距離が広がっており，アップライトしていることがわかる．図3-23fに最終補綴装着後の下顎咬合面観を示した．このように2本の大臼歯を同時にアップライトすることもできる．

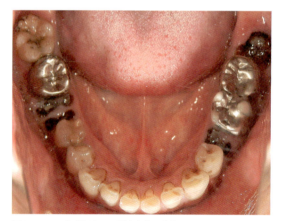

図3-23a 初診時の下顎咬合面観．

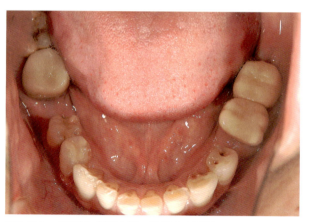

図3-23b 初期治療終了後の下顎咬合面観．

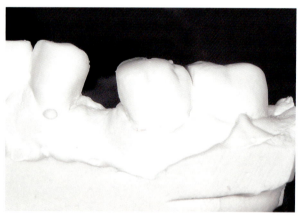

図3-23c 下顎左側臼歯部の口腔内模型．

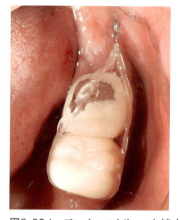

図3-23d アンカースクリューを植立して，大臼歯2本を同時にパワーチェーンで遠心方向にアップライトしている．

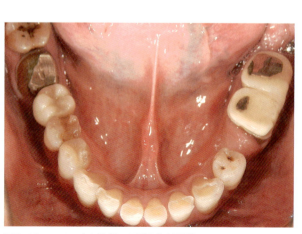

図3-23e アップライト後の下顎咬合面観．

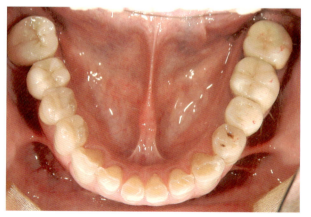

図3-23f 最終補綴物装着後の下顎咬合面観．

症例3-9

⎿6が欠損しているために，⎿7は大きく近心傾斜している（図3-24a）．⎿8を抜去して⎿7遠心側にアンカースクリューを植立し，パワーチェーンで遠心方向へのアップライトをはかった（図3-24b, c）．徐々にアップライトされて，4か月後には，圧下をはかるためのリンガルボタンを近心に装着できるようになった（図3-24d, e）．さらに1か月パワーチェーンで牽引を行いアップライトを完了した（図3-24f）．アンカースクリューを撤去して最終補綴物を装着した（図3-24g, h）．

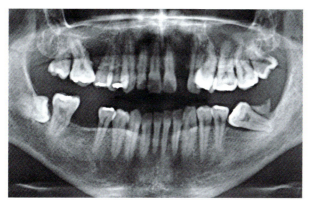

図3-24a　初診時のパノラマエックス線写真．

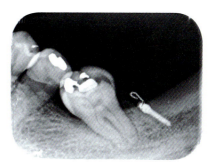

図3-24b　⎿7遠心部にアンカースクリューを植立．フックの形状もよくわかる．

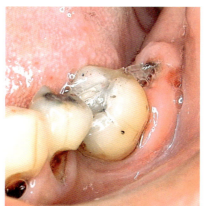

図3-24c　⎿7を遠心方向に牽引中．

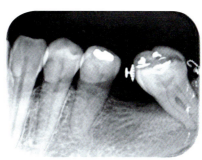

図3-24d, e　リンガルボタンを装着し圧下させながら遠心方向へアップライトする．

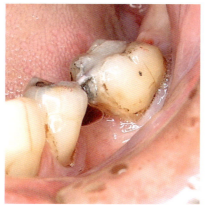

図3-24f　アップライトを完了した．

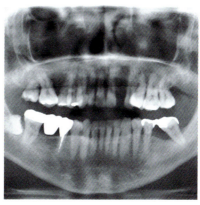

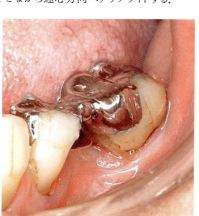

図3-24g, h　最終補綴物装着時のパノラマエックス線写真と口腔内写真．

症例3-10

$\overline{8\,7|7\,8}$ が近心傾斜し，萌出が困難であった(図3-25a)．エッジワイズ治療を行っていたが，$\overline{7|7}$ の萌出は困難と考えられた(図3-25b, c)．治療方針を熟考した後，$\overline{7|7}$ を抜去することとした(図3-25d)．萌出を観察していたが，$\overline{8|}$ が $\overline{6|}$ 遠心に接触して萌出が困難であったため，$\overline{8|}$ 遠心部にアンカースクリューを植立し，パワーチェーンをかけてアップライトをはかった(図3-25e)．2か月間，牽引を行いアップライトを完了した(図3-25f)．

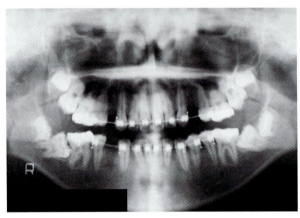

図3-25a 下顎両側大臼歯部の埋伏した状態.

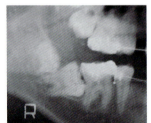

図3-25b, c $\overline{7|7}$ 遠心部に $\overline{8|8}$ の歯胚がある.

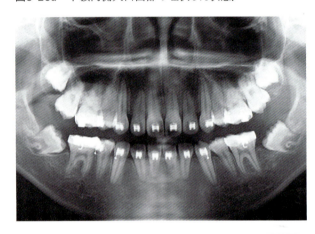

図3-25d $\overline{7|7}$ を抜去してしばらく $\overline{8|8}$ の萌出を待った.

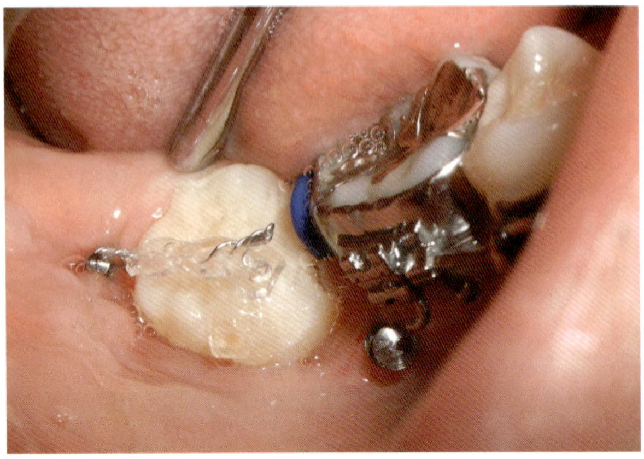

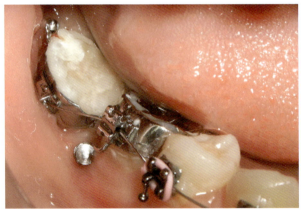

図3-25e $\overline{8|}$ が $\overline{6|}$ 遠心部に接触して萌出が困難であったため，$\overline{8|}$ 遠心部にアンカースクリューを植立し，アップライトをはかる．

図3-25f $\overline{8|}$ の萌出が完了した.

大臼歯の近心側にアンカースクリューを植立

　アップライトを行いたい歯の遠心部にアンカースクリューが植立できない場合は，近心側にアンカースクリューを植立しても LOT が行える．植立したアンカースクリューのヘッド部分に，充填用レジンを用いて"小さな歯のような"構造物を作る（図3-26）．ただし，高さも低い構造物とし，決して対合歯と咬合させてはいけない．

　その構造物に比較的小さな下顎前歯用のブラケットなどを張りつける（図3-27）．アップライトしたい臼歯には頬側面にチューブを装着し，オープンコイルを通したニッケルチタン系の角ワイヤーを挿入する（図3-28）．コイルの反発力により時間とともに，当該歯のアップライトができる（図3-29）．しかし過大な力をかけすぎると，アンカースクリューの脱離につながる．

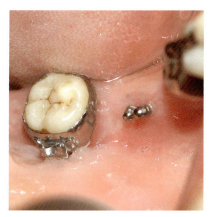
図3-26a　アンカースクリューを，方向を変えて2本植立した．

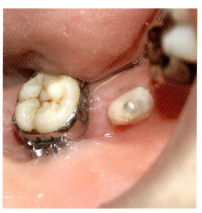
図3-26b　アンカースクリューのヘッドに充填用レジンで"背の低い"構造物を作成した．

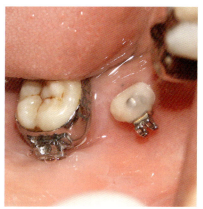
図3-27　下顎前歯用のブラケットを装着．

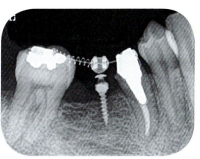
図3-28　別の症例であるが，同じように構造物を作成した後，ニッケルチタン合金の角ワイヤーとオープンコイルを装着．

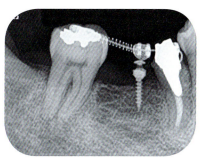
図3-29　アップライトが完了．

あるいは下顎第二小臼歯にブラケットを，下顎第二大臼歯にチューブを装着し，オープンコイルを通したニッケルチタン系の角ワイヤーを挿入する．コイルの反発力により下顎第二大臼歯を遠心方向にアップライトすることができる．しかし当然のことながら，第二小臼歯には反作用が生じ，近心方向への移動が生じる．歯根膜の面積から考えると，第二大臼歯の遠心移動より，第二小臼歯の近心移動の方がより容易に生じることは明らかである（図3-30）．

第二小臼歯に生じる反作用を抑制するために，第二小臼歯遠心部にアンカースクリューを植立し，インダイレクトアンカレッジとして活用する．インダイレクトアンカレッジとは，アンカースクリューと固定源（この場合は第二小臼歯）のブラケットとをリガチャーワイヤーで軽く結紮し固定源の強化をはかることであり，第二小臼歯の近心移動という反作用を抑えることができる（図3-31）．これで第二大臼歯の遠心方向へのアップライトが可能となる．

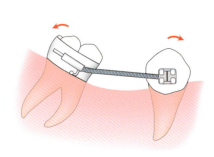
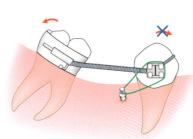
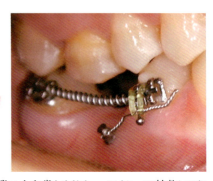

図3-30　装置を装着すると第二小臼歯は近心に第二大臼歯は遠心に移動する．

図3-31a, b　アンカースクリューを植立し第二小臼歯とリガチャーワイヤーで結紮しておくと，第二小臼歯の近心移動を抑え，第二大臼歯をアップライトできる．
　動かしたくない歯にかかる矯正力を考慮して，インダイレクトアンカレッジを利用すると，最小限の装置の利用で治療を行うことができる．

アップライトを行いたい歯の遠心部にアンカースクリューを植立することができれば，容易に遠心方向へのアップライトが可能となる．しかし近心部にしかアンカースクリューを植立することができない場合は，上記の方法などを用いて工夫することで，アップライトが可能となる．

症例3-11
　6̲が欠損し8̲ 7̲が近心に傾斜していた（図3-32a～c）．7̲のアップライトをはかるため8̲を抜去して，7̲遠心部にアンカースクリューを植立した（図3-32d）．8̲を抜去する理由は，8̲の遠心にスペースがなくアップライトすると，8̲が歯肉に埋もれるからである．しかしエックス線写真ではきれいにアンカースクリューが埋入されているようにみえるが，8̲抜歯窩の骨造成がしっかりできていなかったのか，アンカースクリューは脱落してしまった．

そこで，7̲の近心部にアンカースクリューを植立し，ヘッド部にレジンを盛り小さな構造物を作成し，下顎前歯用のブラケットを装着した．そして遠心部をティップバックしたループ付きのワイヤーを屈曲し，近心方向へのアップライトを試みた（図3-32e）．しかしうまく歯の移動が起きなかったために，再び遠心方向へのアップライトに方針を変更し，オープンコイルを用いた（図3-32f）．アップライトが3か月で完了し，補綴処置を行った（図3-32g～k）．

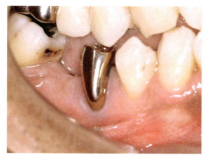 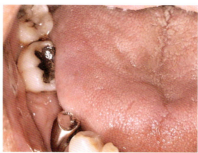 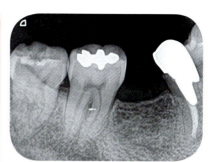

図3-32a〜c　初診時の口腔内写真とエックス線写真.

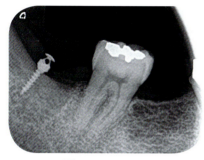 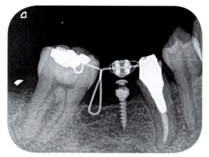 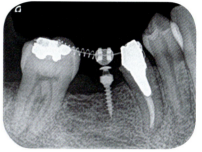

図3-32d　8̄を抜去し，同部にアンカースクリューを植立.

図3-32e　遠心部のアンカースクリューが脱落したので，6̄部にアンカースクリューを植立し，ヘッド部にレジンで小さな構造物を作り，ブラケットを張り，ループ付きのワイヤーをベンディングして7̄の近心方向へのアップライトをはかった.

図3-32f　思うように7̄が移動しなかったため，近心方向へのアップライトをあきらめ，オープンコイルを用いて7̄の遠心方向へのアップライトをはかった.

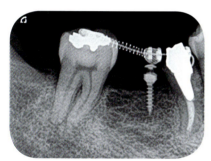 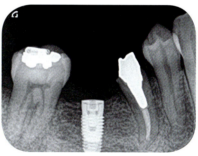 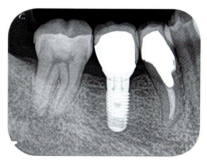

図3-32g　アップライト終了時のエックス線写真.

図3-32h　6̄部にインプラントを埋入した.

図3-32i　上部構造を装着.

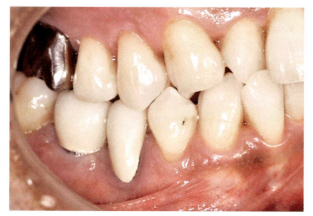 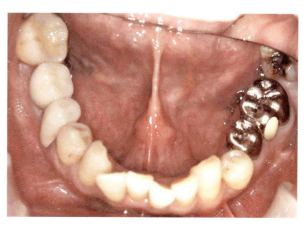

図3-32j, k　最終補綴物装着時の口腔内写真.

第3章　アンカースクリューによる臼歯のアップライト

症例3-12

　$\overline{6|}$が欠損しており$\overline{7|}$の近心傾斜が認められた（図3-33a～c）．$\overline{7|}$を遠心にアップライトするために，$\overline{7|}$遠心部にアンカースクリューを植立して牽引した（図3-33d～f）．しかし2か月半後，アンカースクリューと$\overline{7|}$が近接し十分なアップライトができなくなった．そこで，$\overline{5|}$と$\overline{7|}$にエッジワイズ装置を装着し，オープンコイルを用いて$\overline{7|}$の遠心傾斜をはかった．反作用として$\overline{5|}$の近心傾斜を防止する目的で，$\overline{5|}$遠心部にアンカースクリューを植立した．アンカースクリューと$\overline{5|}$を連結し，動かないようにした（図3-33g, h）．3か月後，$\overline{7|}$の十分なアップライトが得られた（図3-33i）．

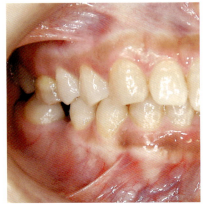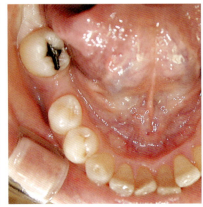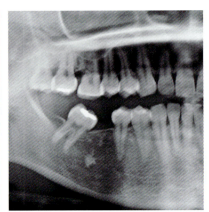

図3-33a～c　初診時の口腔内写真とパノラマエックス線写真．

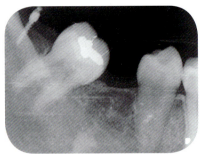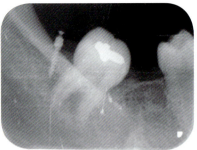

図3-33d　$\overline{7|}$の遠心部にアンカースクリューを植立した．　　図3-33e　牽引中．　　図3-33f　$\overline{7|}$とアンカースクリューが近接した．

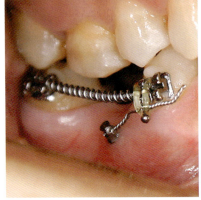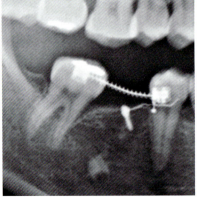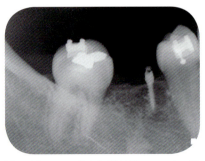

図3-33g, h　$\overline{5|}$への反作用を防ぐ目的で遠心部にアンカースクリューを植立し，$\overline{5|}$とアンカースクリューを連結した．　　図3-33i　アップライト終了時のエックス線写真．

症例3-13

7⌋が近心傾斜している(図3-34a, b). 当該部位に補綴処置を行うために7⌋を遠心方向にアップライトをはかった.

7⌋遠心部にアンカースクリューを植立し牽引を開始した(図3-34c). しかし下顎枝までの距離が近く粘膜が厚いため, 牽引が3か月でできなくなった. そこで7⌋近心部にアンカースクリューを植立し, オープンコイルを用いてのアップライトに切り替えた(図3-34d). 7⌋がアップライトしてくると, 頬粘膜が当該部に入り込み, 違和感が大きくなり思うようにアップライトできなくなった(図3-34e, f). 頬粘膜に配慮する工夫をしてワイヤーをベンディングしさらにアップライトを続行した(図3-34g). 約1年を要したが, アップライトを完了した(図3-34h, i).

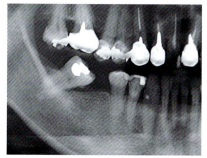
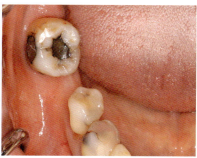

図3-34a, b 初診時のパノラマエックス線写真と口腔内写真.

図3-34c 遠心にアンカースクリューを植立した.

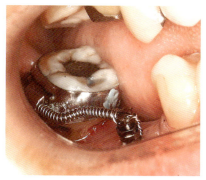
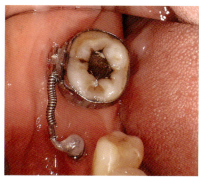
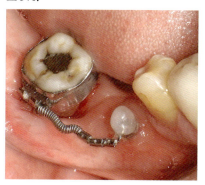

図3-34d 近心にアンカースクリューを植立して, アーチワイヤーにオープンコイルを用いてアップライトを開始.

図3-34e スパンが広がると頬粘膜が入り込みやすくなる.

図3-34f スライディングストップを用いてオープンコイルを活性化している.

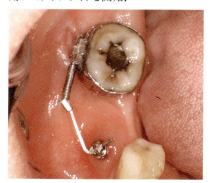
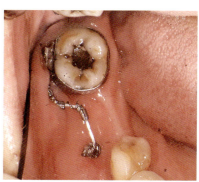

図3-34g 頬粘膜にあたらないよう配慮して遠心方向にアップライトしている. アーチワイヤーをアンカースクリューのヘッドの穴に通して利用している.

図3-34h, i アップライトが完了時の口腔内写真とパノラマエックス線写真.

大臼歯の近心方向へのアップライト

　近心方向へのアップライトは，挺出を起こさず咬合線を超えずに，空隙を狭くするので補綴処置を行う上で非常に有利なのであるが，遠心方向へのアップライトと比較するとかなり難しい．その理由としては，歯根を近心に牽引させるからである．近心傾斜した大臼歯の歯根を近心に移動させるには，2つの方法がある．ループ付きのワイヤーをティップバックさせて挿入し，シンチバックする方法が1つである（図3-35）．"スペースクローズ"を行うのである．

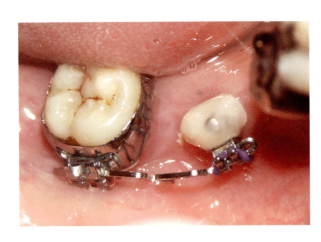

図3-35a　ループ付きのワイヤーを装着し，ワイヤーエンドをシンチバックして第三大臼歯の近心移動をはかる．

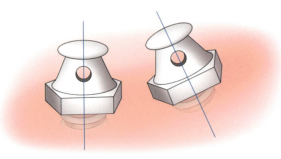

軸をずらして植立することで作る"人工歯"への矯正力を分散させる．

図3-35b　歯槽頂部よりは，頰側よりに角度を変えて2本のアンカースクリューをヘッド近接させて植立する．頰側よりにすることで，ワイヤーベンディングを軽減させる．

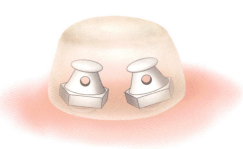

対合歯と接触しないように充填用レジンなどで小さく低い"人工歯"を作る

図3-35c　歯肉にレジンが接しないようにレジンを築る．フロータイプのレジンを用いることが多い．

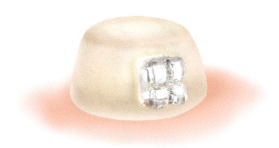

できあがった"人工歯"にブラケットを装着する．

図3-35d　大臼歯との近遠心的距離が空いている方がワイヤーを装着しやすい．

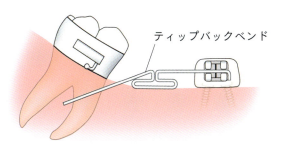

8|にチューブをつけてティップバックベンドとループを付与した角ワイヤーを屈曲する．
（ラウンドワイヤーではうまくいかない）

図3-35e　この部位だけなので細いワイヤーから順にサイズアップする必要はなく，はじめから剛性の高い角ワイヤーを使用する．ラウンドワイヤーでは，装置内で回転を起こして治療が進まないことが多い．

図3-35e　"人工歯"のブラケットに装着するワイヤーの近心部は，はじめから屈曲させておく．ワイヤーを装着してから屈曲すると"人工歯"に大きな力がかかり破壊されてしまう．ワイヤーを無理やり装着してワイヤーエンドを"シンチバック"してアクティブにしておくことで大臼歯の歯根が近心に寄ってくる．

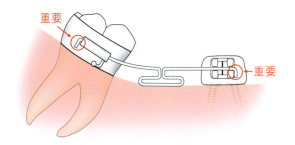

8|のチューブにワイヤーを挿入してワイヤーエンドをシンチバックしてアクチベートする．

　ワイヤーをアクチベートすることで，人工歯と第三大臼歯との間のスペースが閉鎖される．またワイヤーをティップバックすることで，第三大臼歯の近心傾斜が改善される仕組みになっている．
　しかし①人工歯を作ること
　　　　②ワイヤーベンディングが必要なこと
　　　　③毎回ワイヤーの変形を修正すること
　　　　④人工歯のブラケットが歯肉に近いので扱いにくいこと
など専門技術が必要になり，治療のハードルが高くなってしまう．
　また同様のことが第三大臼歯の近心部（第一大臼歯部）に補綴用のインプラントを埋入して，歯冠部に仮り歯を作ることで可能になる．

第3章 アンカースクリューによる臼歯のアップライト

　もう1つは，太い剛性の高いワイヤーを用いてパワーチェーンやクローズドコイルなどを用いる方法である（図3-36）．

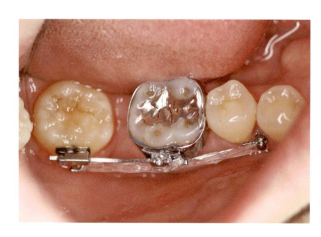

図3-36a　剛性の高い角ワイヤーを装着し，パワーチェーンで第三大臼歯を牽引している．

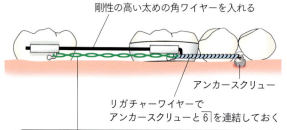

図3-36b　図3-36aの解説．

　アンカースクリューを使用しない場合は，通常はセクショナルアーチを用いずに，歯列全体にエッジワイズ装置を装着するなど多くのアンカレッジが必要となる．しかしアンカースクリューを用いると，欠損歯を挟んだ2歯にのみエッジワイズ装置を用いたセクショナルワイヤーだけで近心移動が可能になる．

　たとえば第二大臼歯が欠損し第三大臼歯を第二大臼歯の代わりにするため，第三大臼歯を近心に移動させる場合を考えてみる．第一大臼歯と第三大臼歯を引き合いさせると，第一大臼歯が遠心にひかれてしまい，第二小臼歯とのコンタクトを失ってしまう．

　そうならないような力系を考慮してアンカースクリューの植立位置を考えると，インダイレクトアンカレッジとして第一大臼歯が遠心移動しないように保持（図3-36）をするか，あるいはアンカースクリューから直接第三大臼歯をクローズドコイルなどを用いて牽引するという2つの方法がある（図3-37，38）．

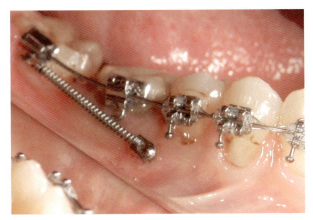
図3-37 6 5|間に植立したアンカースクリューから直接第三大臼歯を牽引する．

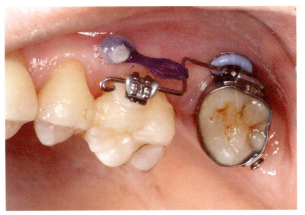
図3-38 |8近心にタイバックループを屈曲して，|8とワイヤーを一体化させた．そのうえで|6近心のアンカースクリューからワイヤーを近心に牽引している．

移動距離や上顎洞などの解剖学的構造物によっては，治療が長期間におよぶ場合がある．そのため，すべてのスペースを歯の移動によって閉じるのではなく，場合によってはある程度以上，近心へ移動させた後，補綴治療によってスペースを閉じる可能性があることもあらかじめ患者に承諾してもらう必要がある．

アップライトが完了し，補綴処置を行って補綴物を装着することが保定となる．

症例3-14

7|と|7にう蝕があるため治療を行うよりも抜去して|8を|7の部位へと8|を7|の部位へ誘導しようと判断した（図3-39a～d）．近心方向に第三大臼歯を誘導するために，第一大臼歯および第三大臼歯にエッジワイズ装置を装着し，牽引とアップライトをはかった．アンカースクリューを上顎は第一大臼歯近心部に，下顎は第一大臼歯の近心根と遠心根の間に植立し牽引した（図3-39e～g）．1年経過を追ったエックス線写真を図3-39h～jに示した．

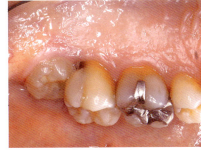
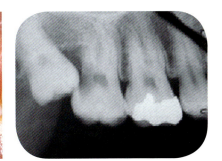
図3-39a, b 初診時の8 7|部の口腔内写真とエックス線写真．

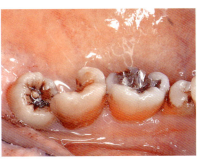
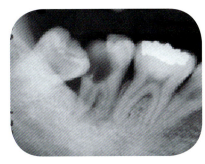
図3-39c, d 初診時の|8 7部の口腔内写真とエックス線写真．

第3章　アンカースクリューによる臼歯のアップライト

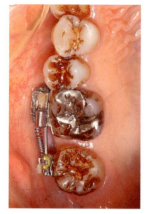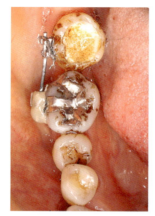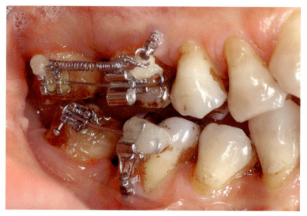

図3-39e, f　8 7|部と|8 7 部の牽引中の口腔内写真．　　図3-39g　上下第一大臼歯が遠心に移動しないようにアンカースクリューが植立されている．

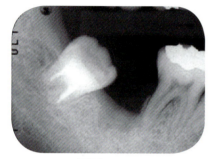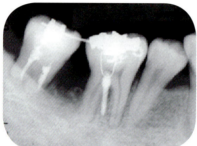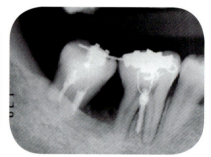

図3-39h〜j　|8 7 部の1年間の経過観察のエックス線像．

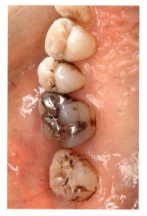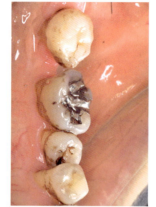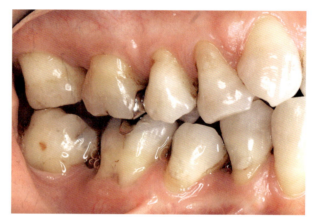

図3-39k〜m　術後の口腔内写真．

症例3-15

　　　7|の補綴物が不適合となり，状態がよくなかった（図3-40a）．そこで7|を抜去し，遠心傾斜している8|を7|の部位へアップライトしながら牽引することとした（図3-40b）6|と8|にのみエッジワイズ装置を装着し，角ワイヤーを装着した．そして6|近心側にアンカースクリューを植立して連結し，8|のアップライトと近心移動をはかった（図3-40c）．5か月間の牽引の後，図3-40d のようにコンタクトを得た．

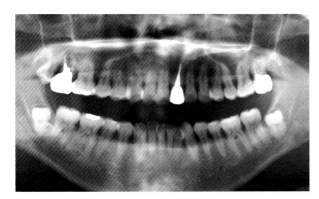

図3-40a　術前のパノラマエックス線写真.

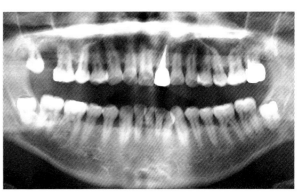

図3-40b　7⎤を抜去し放置していると，遠心傾斜した8⎤がアップライトしてきた.

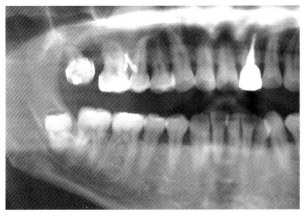

図3-40c　8⎤の近心移動をはかる.

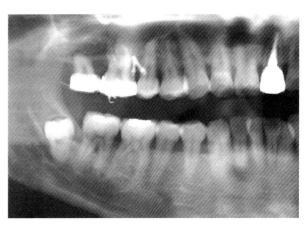

図3-40d　アンカースクリューから直接第三大臼歯を牽引する.

症例3-16

　7⎤は8⎤の近心傾斜が原因で歯根吸収が認められた(図3-41a, b).7⎤を抜去し，8⎤を同部に移動することとした(図3-411c, d).8⎤の萌出を待ってLOTを開始した(図3-41e, f).小臼歯間にアンカースクリューを植立して，6⎤の遠心移動を防止しながら，6⎤と8⎤にのみエッジワイズ装置を装着し，近心傾斜を是正しながら8⎤を近心に牽引を開始した(図3-41g～i).図3-41jに装置を撤去した写真を添える.牽引期間は1年3か月である.

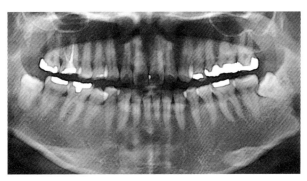

図3-41a　術前のパノラマエックス線写真.

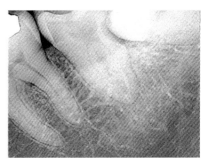

図3-41b　7⎤遠心部の根吸収像が認められる.

第3章　アンカースクリューによる臼歯のアップライト

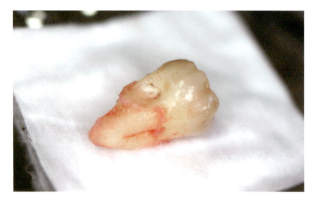

図3-41c　7を抜去した.

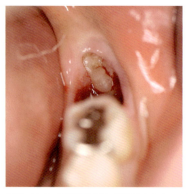

図3-41d　7抜去時8が歯肉からみえている.

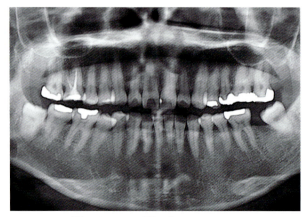

図3-41e, f　7を抜去すると8が萌出してきた.

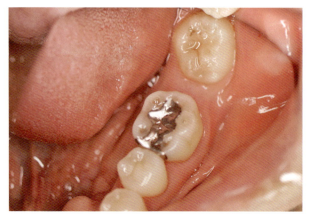

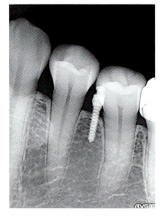

図3-41g　小臼歯間にアンカースクリューを植立.

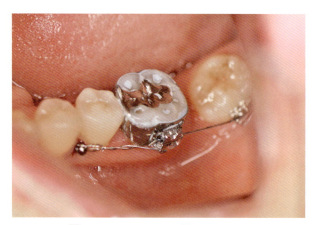

図3-41h　6をアンカースクリューと結んでいる.

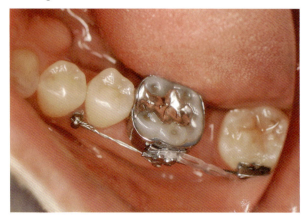

図3-41i　8の牽引中.

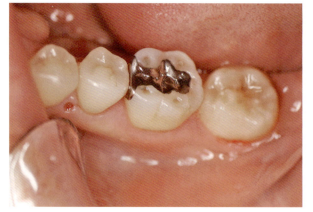

図3-41j　牽引を完了しアンカースクリューを撤去した.

症例3-17

7⏌に歯肉縁下におよぶう蝕が認められ保存不可能と判断した(図3-42a, b). 7⏌を抜去して,埋伏している8⏌の近心傾斜を是正したうえで,近心移動させることとした(図47-42c).その際に,6⏌と8⏌にのみエッジワイズ装置を装着し,6⏌近心部にアンカースクリューを植立し,6⏌の遠心移動を防止した(図3-42d).7か月経過後,8⏌を7⏌の部位に移動することができた(図3-42e, f).

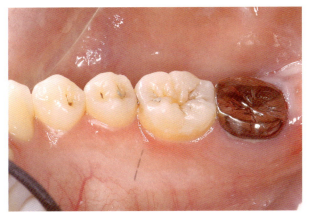
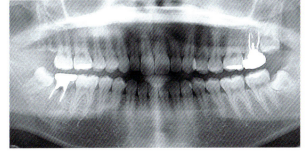

図3-42a, b　初診時の口腔内写真とパノラマエックス線写真.

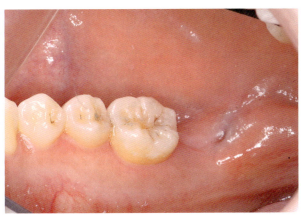
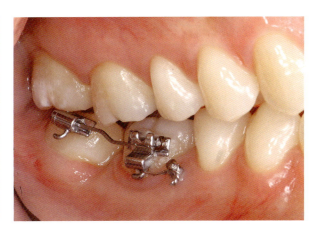

図3-42c, d　7⏌を抜去すると8⏌が萌出してきた.

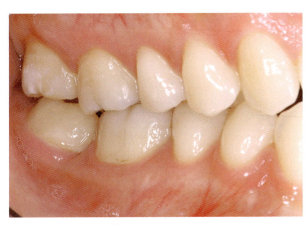
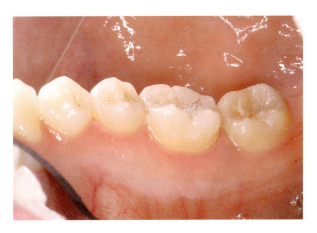

図3-42e, f　LOTの完了.

大臼歯の頬側方向へのアップライト

　大臼歯部が鋏状咬合になっている症例を目にする機会も多い．この状態も下顎大臼歯の舌側傾斜，上顎大臼歯の頬側傾斜のいずれか，あるいは両方によって生じている．そのために咬合を改善するためには，原因となっている下顎大臼歯を頬側方向へ，あるいは上顎大臼歯を口蓋側へアップライトしなければ改善できない（図3-43）．

　たとえば下顎第一および第二大臼歯が舌側に傾斜して鋏状咬合になっているとしよう．この状態を改善するために，アンカースクリューを用いてみる．

　まず下顎第一および第二大臼歯を0.8mm あるいは0.9mm のステンレス線でフレームを作り，2本の歯をひとまとめにする．その上で，頬側の第一および第二大臼歯間にアンカースクリューを植立する．サイズはSH1413-06あるいはSH1413-07がいい．植立場所は，2本の歯の隣接面を通る頬側の付着歯肉と可動粘膜の境よりやや付着歯肉寄りにする．頬側方向に傾斜させた場合，遠心移動と同様に咬合線を越えて挺出する．そのためアップライトしたい2本の歯の舌側にも固定用のワイヤーを設置し，アンカースクリューと舌側のワイヤーとの間で牽引を行う（図3-44）．そうすることで，圧下力が作用し挺出を起こさなくなる．植立したアンカースクリューには，リガチャーワイヤーなどでフックを作っておくとパワープロダクトの交換が容易となる．

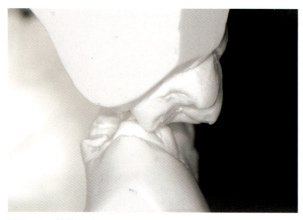

図3-43　鋏状咬合．

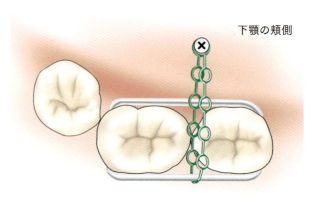

図3-44　挺出を起こさずにアップライトする方法．

頰側へのアップライトを行うには，隣在歯とのコンタクトが移動の際に邪魔になるため，わずかに遠心方向に牽引する（図3-45）．あるいは予め第一大臼歯と第二小臼歯との間のコンタクトを失わせておく（図3-46）．さらに第三大臼歯の影響も考えられるため，あらかじめ抜去を検討しておく必要がある．

アップライトする際は，咬合によってパワープロダクトが破損することも多いため，対顎との咬合状態にも配慮する．そのためには移動が不要な臼歯部にシェルなどを貼るなどして，一過性に咬合を挙上しておくとLOTをスムースに進められる．しかしこの場合，咬合挙上床などの可撤式矯正装置などを患者に渡し，使用するよう指示をしても，必ず使用するとは限らない．また社会的立場から就寝時のみの使用となる場合もある．このように使用してもらえなかったり使用時間が短いと治療がはかどらず，計画どおりに治療を進めることができなくなり，結果として患者との信頼関係も保てなくなる．そのような事態を招かないよう，使用する装置についても配慮が必要となる．

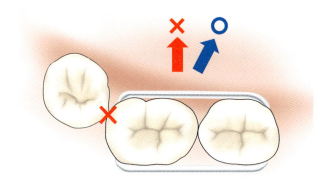

図3-45　牽引方向．

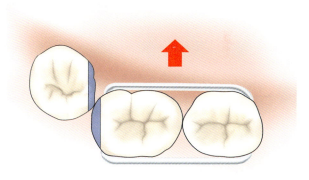

図3-46　コンタクトしていると改善しにくい．

症例3-18

下顎左側臼歯部の舌側傾斜が認められた（図3-47a, b）．舌側傾斜を是正するには，当該部にスペースが必要になる．そこで近心傾斜した⎿8を遠心方向へアップライトしてスペースを作り，舌側傾斜を是正した（図3-47c）．

まず⎿8遠心部と⎿6頬側にアンカースクリューを植立し，⎿6のダミーにグルーブを作成した．頬側方向への移動には，パワーチェーンをアンカースクリューからダミーの下部から通し咬合面のグルーブに回して，再びアンカースクリューに戻し，ブリッジごと頬側方向へ傾斜を起こすようにした（図3-47d, e）．⎿8の遠心方向へのアップライトを5か月で完了し（図3-47f, g），ブリッジ部のアップライトを続行した．アップライト完了後に⎿6のダミー部を切断し，⎿8遠心のアンカースクリューを利用して，⎿7の遠心移動を行った（図3-47h）．⎿7の遠心移動の完了後に最終補綴物を装着をした（図4-47i, j）．

第3章　アンカースクリューによる臼歯のアップライト

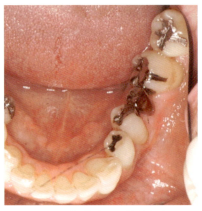
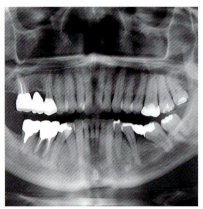
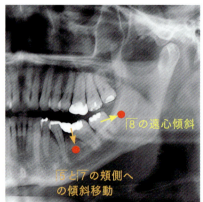

図3-47a, b　初診時の口腔内写真とパノラマエックス線写真.　　　　　　　　　　　　図3-47c　治療計画.

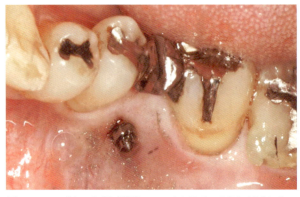
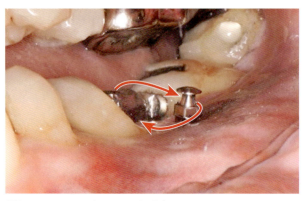

図3-47d　ブリッジごと頬側にアップライトするように植立したアンカースクリュー.　　図3-47e　パワーチェーンのかけ方.

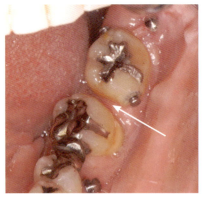
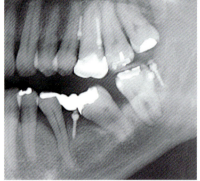
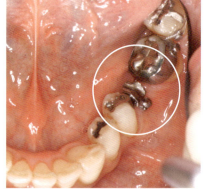

図3-47f, g　8をアップライト後の口腔内写真とパノラマエックス線写真.　　　　　　図3-47h　ダミーを切断し7も遠心方向にアップライト.

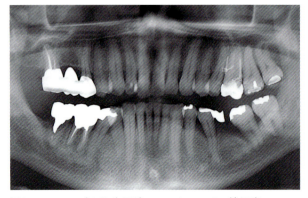
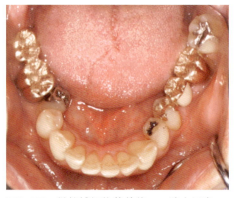

図3-47i　アップライト完了時のパノラマエックス線写真.　　　　図3-47j　最終補綴物装着後の口腔内写真.

90

症例3-19

中学生の女子で口唇部の前突感と叢生を主訴として来院した．7⎯の舌側傾斜が認められ（図3-48a），下顎歯列にエッジワイズ装置を装着する前に同部を改善しなければ，装置の装着ができないと判断し同部のアップライトを計画した．

7⎯遠心部にアンカースクリューを植立し（図3-48b），舌側にリンガルボタンを熔接し，頰側遠心方向に向かって牽引を行った（図3-48c, d）．装置が装着できる程度に改善されたので，エッジワイズ装置を装着して矯正治療を行った．治療後の下顎の咬合面観を図3-48e に示す．

4⎯|4⎯の抜去も7⎯の改善の一因となったと考えられる．

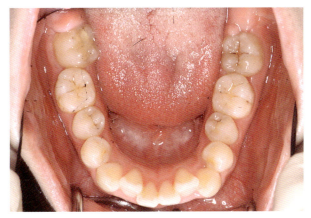

図3-48a　初診時の口腔内写真.

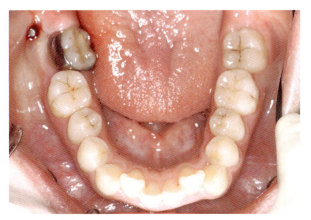

図3-48b　7⎯遠心側頰側にアンカースクリューを植立.

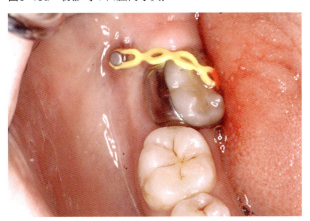

図3-48c　パワーチェーンで牽引を開始.

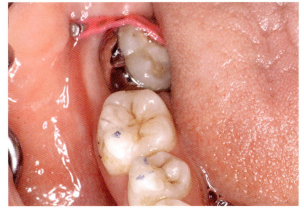

図3-48d　舌側傾斜が改善されて，チューブを装着できるようになった.

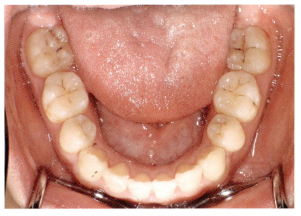

図3-48e　包括的矯正歯科治療後の口腔内写真.

大臼歯の口蓋側方向へのアップライト

　概ね頬側方向へのアップライトの逆と考える．移動したい対象が2歯以上あれば，0.8mmあるいは0.9mmのステンレス線を用いてフレームを作成しひとまとめにする．その上で口蓋側にアンカースクリューを植立して牽引する．口蓋斜面にアンカースクリューを植立する際には，
①口蓋孔
②口蓋神経
③口蓋動・静脈
④口蓋根
⑤上顎洞
などの位置に注意を払う．

　あらかじめCTを撮影してそれぞれの位置を確認しておく．文献的には，口蓋神経，口蓋動・静脈はCEJから約12mmの位置を走行していると報告されている（図3-49）．それを考慮して適切な位置にアンカースクリューを植立する．一般に，口蓋側は頬側と比較して骨質がよく，隣接する口蓋根の距離も大きいため植立は容易である．また口蓋側への植立には，ストレートタイプのロングドライバーを使用して植立するよりも，コントラアングルタイプのドライバーを用いた方が，たやすく植立することができる（図3-50, 51）．

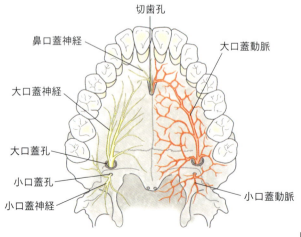

図3-49　口蓋粘膜の神経と血管の走行．

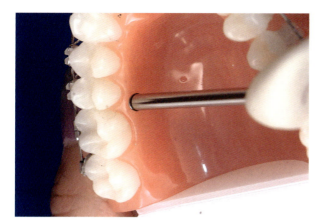
図3-50 ストレートタイプのロングドライバーは植立しにくい．

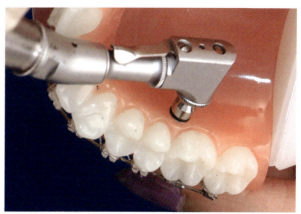
図3-51 コントラアングルタイプのドライバーで植立する．

　口蓋側に植立した場合，ヘッドがより多く粘膜より露出していると患者から違和感や舌の痛みを訴えられることがあるので，できるだけ粘膜に入れることを考慮してアンカースクリューの長さを選択し，ヘッドの部分を仮封材（図3-52）などで覆っておく．
　頰側にアップライトする場合と同様に，圧下力をかけるように牽引し，シェルを咬合面に装着するなど一過性に咬合を挙上しながらLOTを行うことがポイントである．

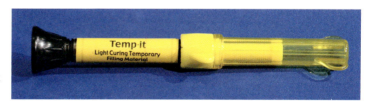
図3-52 アンカースクリューのヘッド部分を仮封材でカバーする（UC Dental Products）．

　パワーチェーンやパワースレッドの交換については，毎日のように行う必要はない．2〜4週間ごとに交換する．4週間に一度程度，移動を行っている歯やアンカレッジの周囲の清掃と治療の進み具合のチェックを兼ねて患者に来院してもらう．クローズドコイルを用いる場合は，150〜250g程度の適切な矯正力が加えられているのであれば，交換の必要はなく，継続して牽引を行うことができる．牽引力が弱いようであれば，短いクローズドコイルに交換する，あるいはアンカースクリューに連結しているリガチャーワイヤーで作成したフックを短くするなど工夫する．
　しかし歯が動かないからといって，パワープロダクトを何重にもしたり，力の大きすぎるものに交換してはいけない．力が大きすぎるとアンカースクリューが脱落したり，歯を痛めてしまうので注意する．
　鋏状咬合が改善し，対合歯と咬合すれば保定は不要と考えられる．

症例3-20

7⏌が頬側に傾斜しており(図3-53a)，改善するためにアンカースクリューを用いた．まず，6⏌遠心口蓋側にアンカースクリューを植立し(図3-53b)，図3-53c に示すように牽引を行った．しかしアンカースクリューが脱落したため，6⏌近心頬側にアンカースクリューを植立し(図3-53d)，図3-53e のように牽引を行い，口蓋側方向へのアップライトを完了した(図3-53f)．

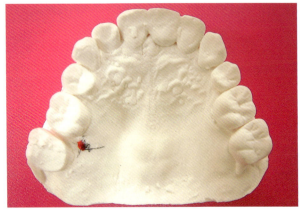

図3-53a　初診時の上顎模型(4⏌4 抜去後)．右側大臼歯部の赤い印はアンカースクリューの植立予定場所．

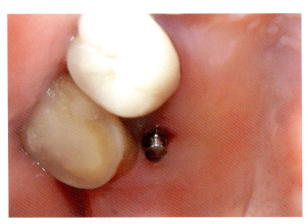

図3-53b　口蓋斜面にアンカースクリューを植立．

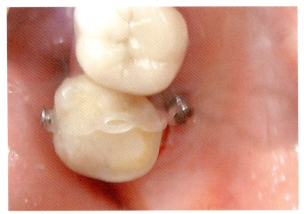

図3-53c　牽引開始．

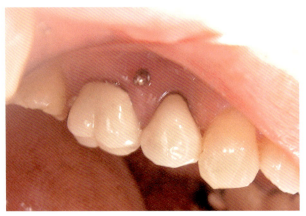

図3-53d　アンカースクリューを6⏌の頬側近心に植立．

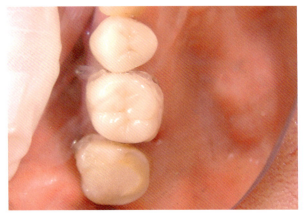

図3-53e　牽引再開．

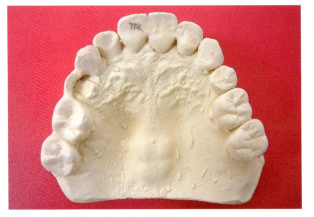

図3-53f　牽引終了時の上顎模型．

参考文献

1. 金子丑之助. 日本人体解剖学　上巻(改訂19版). 東京：南山堂. 2003；516-556.

第4章

アンカースクリューによる歯の圧下

臼歯の圧下

臼歯の圧下は，非外科的処置ではアンカースクリューを用いないと非常に難しい．大学に勤務していた折には，咬合平面が前方からみて左右に傾斜していた症例に対して，口腔外科に Le Fort Ⅱ型の手術を依頼することで対応していた．上顎骨を離断し，上顎の圧下を行うのだが，圧下する量を左右で異なるように設計していた（図4-1）．

いままでの矯正歯科治療単独では，臼歯群（あるいは臼歯）の圧下を行うことができず，固定源となる歯群を挺出させることで，相対的に咬合平面をそろえる治療しか行うことができなかった．しかしアンカースクリューを用いることで，純粋に圧下が行えるようになった．

治療計画を立案する際に，「圧下を行う」場合と「歯冠を削合して咬合高径を低くする」場合との優位性を検討する必要がある．圧下を行った場合の利点として，歯髄の保護ができることがあげられる．欠点として，時間や費用がかかることがあげられる．一方，歯冠を削合した場合，歯冠 - 歯根比の改善が行える上，時間や費用がかからないといった利点があるが，歯を削合しなければならないので歯髄の保護や咬合高径の維持が困難となる．しかし無髄歯であれば削合して咬合の改善を行うメリットは大きい．このようなことを考慮してから LOT を行うのかどうか，患者とも相談して決定していく．また筆者の方法では弱い力を継続的に作用させるため歯根吸収は生じにくい．

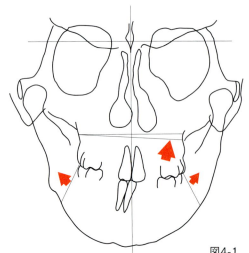

図4-1　外科的矯正歯科治療による圧下の方法．

基本的に口蓋側（舌側）と頬側にアンカースクリューを植立して，そこからから歯を牽引することで圧下できる（図4-2）．あるいはアンカースクリューから咬合面をパワーチェーンなどのパワープロダクトで押えて圧下させる（図4-3）．これを頬側あるいは口蓋側の一側より牽引を行うと，条件が整っていなければ歯や歯群は回転を起こし，傾斜移動してしまう（図4-4）．

　下顎の場合も，舌側と頬側にアンカースクリューを植立して同じように行えばいいのであるが，舌側のアンカースクリュー植立位置の決定にはCTを用いて脈管の走行位置に十分配慮して行わなければならない．圧下は，歯の削合をせずにすみ歯髄が保護できることから患者が受ける利益は非常に大きい．しかし大きなリスクを伴う場合は，より安全な方法を選択すべきである．

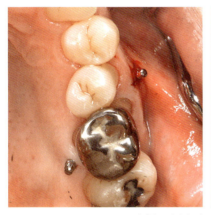 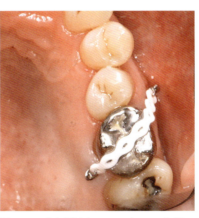 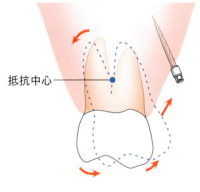

図4-2　アンカースクリューを用いた圧下の方法．

図4-3　咬合面からパワーチェーンを用いて矯正力を付与する．

図4-4　一側から牽引すると圧下が生じず，アンカースクリューのある方向へ回転（傾斜）が起きる．

　圧下する対象が1歯なら，図4-5のようにアンカースクリューを対角的に2本植立する．アンカースクリューを植立する場合，頬側の方が口蓋側よりも難しいので，頬側の植立を行った後にその対角的な位置の口蓋側に植立を行う．歯群を圧下する場合はワイヤーをボンディング材などで固定し，2本以上のアンカースクリューの植立して，パワーチェーンで圧下させる．図4-6のように4本のアンカースクリューを用いて圧下すると効率的である．

図4-5｜図4-6a｜図4-6b

図4-5　1歯の場合．アンカースクリューは頬側から植立．どちらの対角線でもいい．
図4-6　歯群はワイヤーをボンディング材で固定し，アンカースクリューを2本以上植立してパワーチェーンで圧下させる．

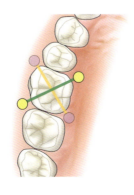 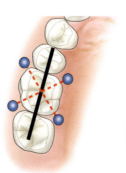 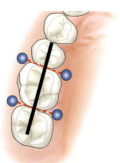

対合歯がある場合は，咬合面をまたぐパワーチェーンが切断されないように，咬合を一過性に挙上し当該歯が咬合しないようにしたり，咬合面部にグルーブを作製したりする工夫をする（図4-7）．そうすることで持続的な矯正力を歯に作用することができる．舌圧によって圧下された歯群を目にすることが稀にあるが，圧下は矯正歯科治療で最も困難な歯の移動様式とされており，歯根膜線維の走向から考えても自然には起こりにくい．またW.R.Proffit教授は「最適な矯正力も25g程度の小さなものでなければならないことも治療を行う上で難しい要素である」と述べている．

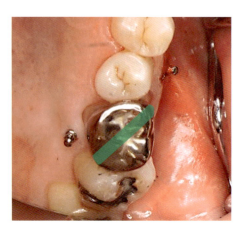

図4-7　咬合面をパワーチェーンがまたぐときは，咬合面にグルーブを付与し，切断されないようにする．

力系的に問題がなくても，圧下するまでには時間がかかる．歯が動きだすまで数か月を要する場合も少なくない．

その間に歯が動かないからといって，作用させる力を強くし過ぎてはいけない．アンカースクリューの脱離を引き起こす原因となるからである．2〜4週間に1度パワーチェーンを交換し，同じ力をかけるように心がけることがポイントになる．具体的には，はじめパワーチェーンの個数が8連だったとする．来院のたびに1つずつ減らしていくような配慮は不要である．動きだしていない場合は，8連をキープしておくようにする．また圧下が生じる（歯が移動する）前には歯の動揺度が増すので，来院ごとにピンセットなどでチェックする．

1歯を圧下する場合は，隣在歯とのコンタクトによって妨げられていることがある．そのような場合は，コンタクトを消失させることで効率的に圧下できることが多い（図4-8, 9）．

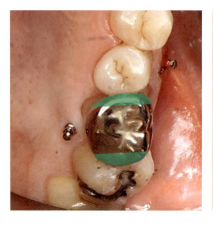 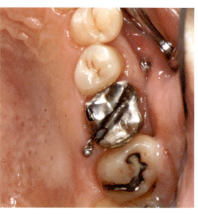

図4-8｜図4-9

図4-8　コンタクトによって圧下が遮られている．
図4-9　グルーブを形成し，さらにコンタクトをなくすことで移動しやすくなる．

歯群の圧下を行う場合は，図4-10に示したようなフレームを0.8mmあるいは0.9mmのステンレス線で作り，矯正用のボンディング材などを用いて歯と接着する．あるいは図4-11に示すように咬合面にワイヤーなどでフレームを作りひとまとめにしておく．このようにすることで歯群全体の圧下が効率的にできる．対合歯と咬合するよう配慮すれば保定となる．圧下のスピードが歯肉の改造のスピードより速い場合，歯が歯肉に埋まってしまう．その際には，術後に歯周外科処置が必要となることを申し添えておく．

図4-10 図4-11

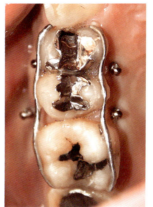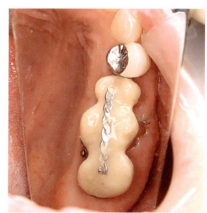

図4-10　歯群をひとまとめにするためのワイヤーフレーム．
図4-11　咬合面にワイヤーをボンディング材で固定する．

1本の歯の圧下

症例4-1

⌊6̄は挺出しており，有髄歯であるので歯冠を削合するよりも圧下をはかることとした（図4-12a）．⌊6̄近心の頬側部と遠心の口蓋側にアンカースクリューを植立した（図4-12b, c）．アンカースクリューにリガチャーワイヤーでフックを作成し，パワーチェーンをかけて圧下をはかった（図4-12d）．咬合面に溝を形成し，パワーチェーンが切れないようにし，近遠心部のコンタクトを落として牽引を行った（図4-12e）．圧下が完了し，最終補綴物を装着した口腔内写真とパノラマエックス線写真を図4-12f, gに示す．圧下に要した期間は，6か月であった．

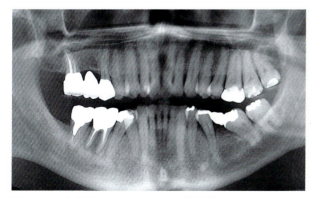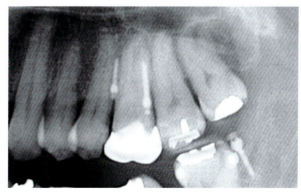

図4-12a　初診時のパノラマエックス線写真．　　　図4-12b　アンカースクリュー植立時のエックス線写真．

第4章　アンカースクリューによる歯の圧下

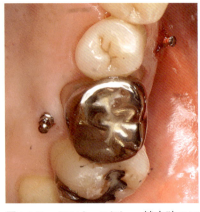
図4-12c　アンカースクリュー植立時の口腔内写真．

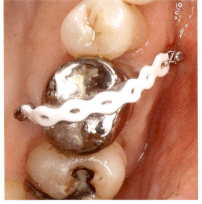
図4-12d　パワーチェーンで圧下を開始．

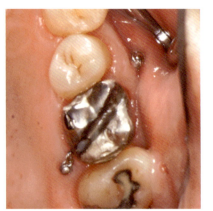
図4-12e　牽引中の6̲の状態．

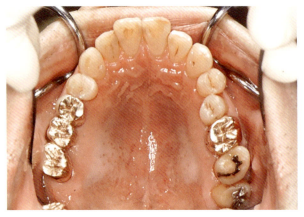
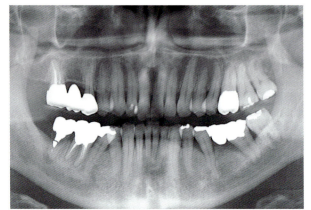
図4-12f, g　治療完了時の口腔内写真とパノラマエックス線写真．

症例4-2

　6̲|が欠損しており，|6̲の挺出が認められた（図4-13a〜c）．|6̲の遠心頰側部と近心口蓋側部にアンカースクリューを植立し，咬合面にパワーチェーンをかけて圧下した（図4-13d〜f）．この場合は，対合歯がないため咬合面に溝を形成する必要はない．図4-13d, eのエックス線写真を比較すると，圧下されているのがわかる．図4-13g〜iに治療終了時の口腔内写真とパノラマエックス線写真を示す．圧下に要した期間は，4か月であった．

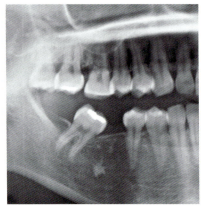
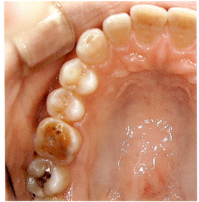
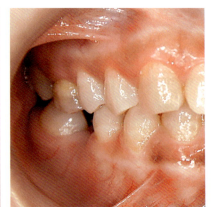
図4-13a〜c　初診時のパノラマエックス線写真と口腔内写真．

図4-13d 図4-13e

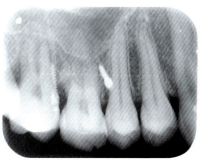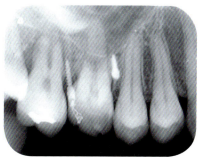

図4-13d アンカースクリューを植立時のエックス線写真．
図4-13e 圧下4か月後のエックス線写真．

図4-13f 図4-13g

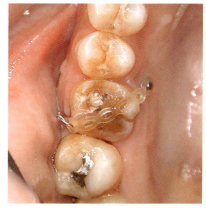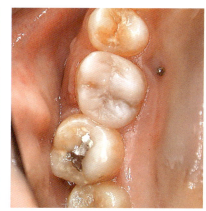

図4-13f 圧下中の写真．
図4-13g 圧下が完了し修復を行った．

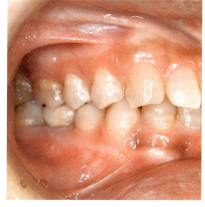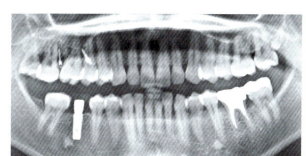

図4-13h, i 圧下完了時の口腔内写真とパノラマエックス線写真．

症例4-3

7̲が欠損しており，7̲が挺出し上顎の粘膜に咬頭が接触していた（図4-14a〜d）．

そこで7̲の頰舌側にアンカースクリューを植立し，パワーチェーンを用いて圧下をはかった（図4-14e, f）．圧下完了後の写真を図4-14g, h に示す．圧下に要した期間は，7か月であった．

舌側のアンカースクリューはできるだけ歯頸側に植立する．

第4章 アンカースクリューによる歯の圧下

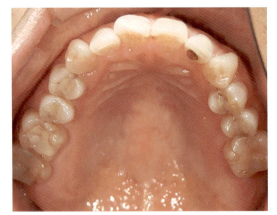

図4-14a, b 初診時の口腔内写真.

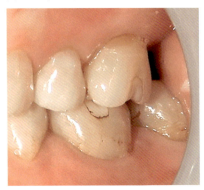
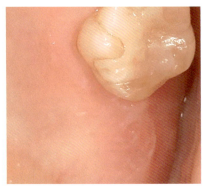

図4-14c 初診時の左側面観.　　図4-14d ⎿6 遠心部歯肉に圧痕が認められる.

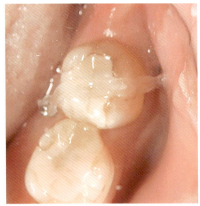
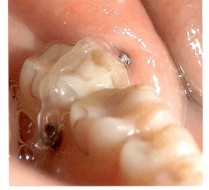

図4-14e, f アンカースクリューとパワーチェーンを用いて圧下を行う.

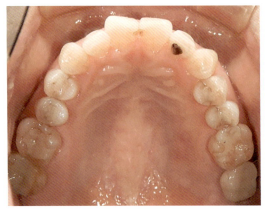
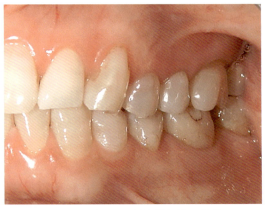

図4-14g ⎿7 に垂直的スペースができたので補綴物を装着する.　　図4-14h 圧下が完了して最終補綴物が装着された.

複数の歯の圧下

症例4-4

　｜4 5 6 7の欠損により｜4 5 6が挺出し，補綴物を装着できない状態であった（図4-15a）．そこで｜4 5 6をひとまとめにするフレームを作成し（図4-15b），アンカースクリューを頬側に2本，口蓋側に2本の植立を行い，パワーチェーンを用いて圧下を行った（図4-15c, d）．｜6近心の出血は，アンカースクリューの植立を試みた痕である．適切な量と質の骨がなかったため，歯根側に植立し直した．圧下は7か月で完了し最終補綴物の装着を行った（図4-15e）．

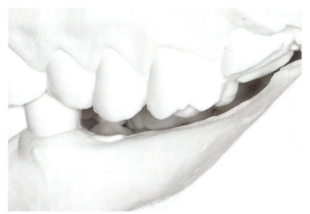

図4-15a　初診時の模型．臼歯の挺出のため，垂直的に空隙が少ないことがわかる．

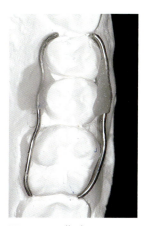

図4-15b　作成したフレーム．

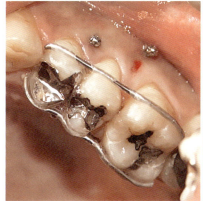

図4-15c, d　アンカースクリューを頬側に2本，口蓋側に2本植立し，パワーチェーンで圧下した．

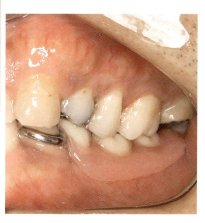

図4-15e　下顎鎖側臼歯部に空隙が確保されたので補綴物を装着した．

症例4-5

 ̄5 ̄6 ̄7 ̄の挺出により ̄5 ̄6 ̄7 ̄に補綴物を装着することができなかった(図4-16a). ̄5 ̄6 ̄7 ̄に装着されている補綴物を撤去して3歯を連結するため,咬合面部にバーを接着した暫間被覆冠を装着した(図4-16b). ̄6 ̄の近心頬側部と遠心口蓋側にアンカースクリューを植立し,パワーチェーンを用いて ̄5 ̄6 ̄7 ̄の圧下をはかった.6か月の牽引の後,最終補綴物の装着を行った(図4-16c).

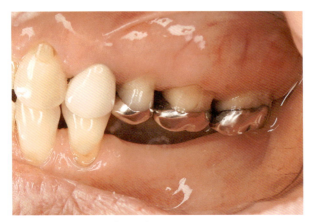

図4-16a 術前の口腔内写真.

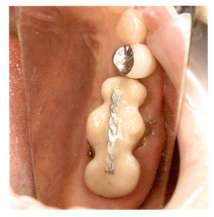

図4-16b 3歯まとめて圧下を行う.

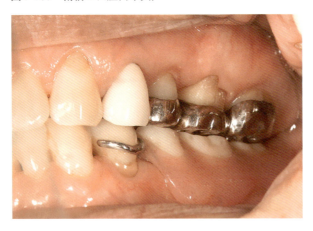

図4-16c 圧下を完了し補綴物を装着した.

症例4-6

 ̄4 ̄5 ̄6 ̄7 ̄が欠損しているため, ̄4 ̄5 ̄6 ̄7 ̄が挺出していることが認められた(図4-17a, b). ̄4 ̄5 ̄6 ̄7 ̄に補綴物を装着できるように,有髄歯である ̄4 ̄5 ̄は圧下,無髄歯の ̄6 ̄7 ̄は歯冠を削合することとした. ̄4 ̄5 ̄をレジンで一体化して ̄4 ̄5 ̄の頬側と口蓋側にアンカースクリューを植立し,パワーチェーンを用いて圧下をはかった(図4-17c, d).徐々に圧下され(図4-17e),6か月後に圧下が完了し(図4-17f),最終補綴物の装着を行った(図4-17g).

臼歯の圧下

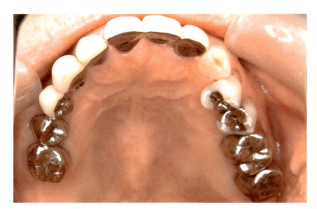
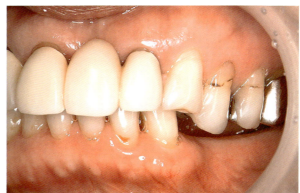

図4-17a, b　初診時の口腔内写真.

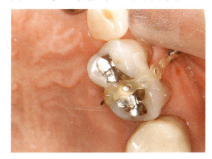
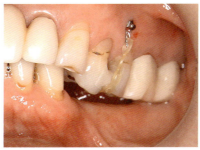
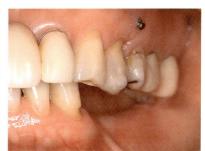

図4-17c〜e　⌊4 5をアンカースクリューとパワーチェーンで圧下をはかる.

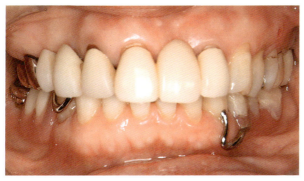
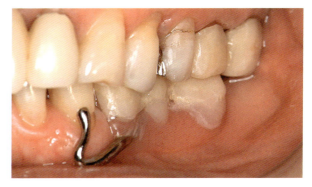

図4-17f, g　圧下を完了し，最終補綴物を装着する.

参考症例

　　　　金属アレルギーの患者には，顎間ゴムをかけることで，臼歯の圧下や咬合を緊密にすることもできる（図4-18）.

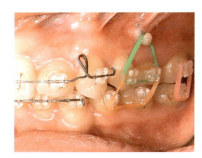
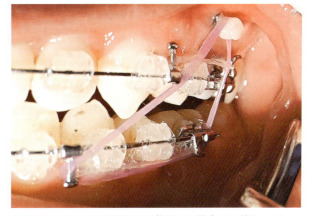

図4-18a, b　金属アレルギーの患者には顎間ゴムで圧下を行っている．アーチワイヤーはニッケルを含んでいないものを使った．

図4-18b　ほかにも顎間ゴムを使用する場合にも利用できる．

咬合平面の改善

上顎の咬合平面が歪んでいる症例に対して，よりよい咬合を獲得したり，よりよい補綴物を装着するには，咬合平面を整える必要がある（図4-19a, b）．以前は挺出した側に咬合平面を合わせたり，有髄歯は抜髄したうえで削合したり，外科的に咬合平面を揃える手段しかなかった．

現在では咬合平面が歪んでいる症例では，アンカースクリューを用いて圧下を行い，咬合平面を整えるという治療の選択肢が加えられた．この意義は非常に大きい．治療方法として基本的に臼歯の圧下の方法を用いる．また包括的な矯正歯科治療を行っている際に，埋伏歯を牽引しなければならないような場合，咬合平面が歪む場合もよく目にする．

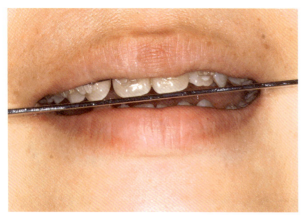
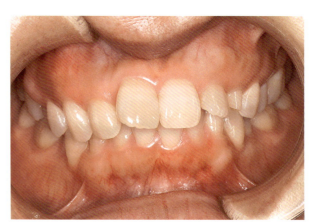

図4-19a, b　咬合平面が歪んでいる症例．

たとえば上顎歯列全体にエッジワイズ装置を装着し，レベリングを行う．剛性の高い太いワイヤーが入った状態で，圧下を行いたい側の小臼歯部にアンカースクリューを植立し，パワーチェーンを小臼歯部のワイヤーからアンカースクリューにかけて牽引を行うと，咬合平面が整ってくる（図4-20, 21）．アンカースクリューからパワーチェーンをかけることが難しい場合は，リガチャーワイヤーでフックを作りそこから牽引を行う．

咬合平面の改善

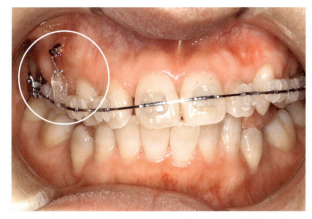

図4-20 アンカースクリューで圧下を行っている口腔内写真.

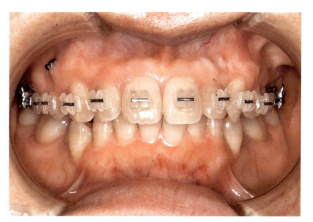

図4-21 咬合平面の歪みが改善された状態.

症例4-7

　　　口腔内正面観より咬合面が左下がりになっていることが認められる（図4-22a）．剛性の高いワイヤーが挿入されたので，|3頰側に2本のアンカースクリューを植立して上顎左側の圧下をはかった（図4-22b, c）．咬合平面の歪みは5か月で解消された（図4-22d）．

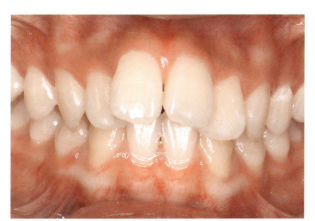

図4-22a 初診時の口腔内写真.

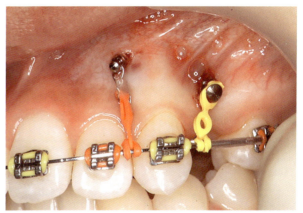

図4-22b |3からアンカースクリューを用いて圧下をはかる.

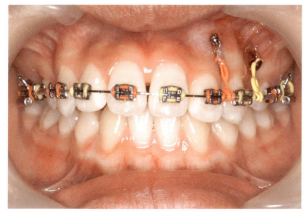

図4-22c パワーチェーンを用いて圧下を行う.

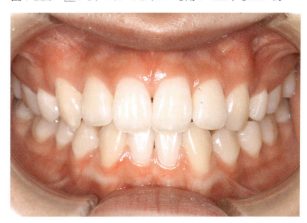

図4-22d 咬合平面の歪みが改善された.

症例4-8

上顎右側臼歯部の挺出によって，咬合に不調和が生じ，体調に変調をきたしていると診断した（図4-23a〜c）．上下小臼歯を抜去して再配列を行いつつ，上顎右側臼歯部の圧下をはかることとした．6⏋頬側部にアンカースクリューを植立し，圧下をはかりながらレベリングし，空隙閉鎖を行った（図4-23d〜o）．圧下を行いながら矯正歯科治療を行うことで，不定愁訴は改善され良好な状態となった．

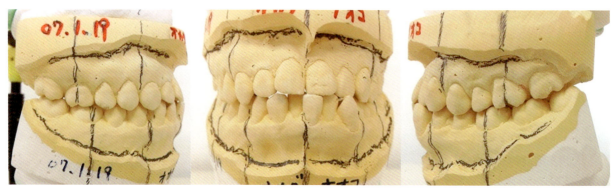

図4-23a〜c　初診時の模型写真．

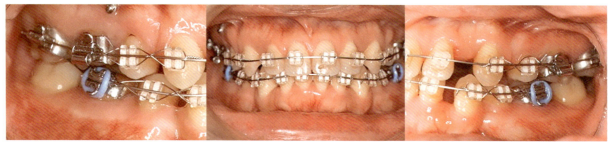

図4-23d〜f　レベリング中．この時点から上顎右側大臼歯部の圧下を開始した．

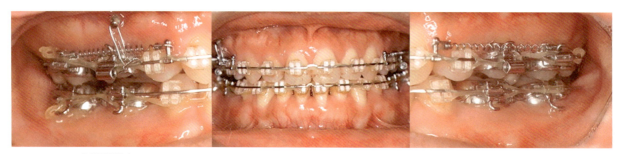

図4-23g〜i　空隙閉鎖中．

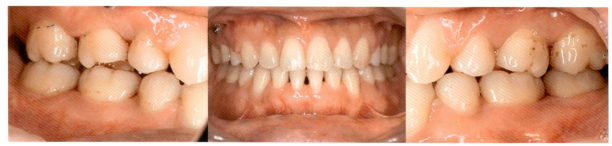

図4-23j〜l　エッジワイズ装置を撤去．咬合平面の歪みが改善された．

前歯の圧下

　前歯を圧下したい場合，たとえば上顎の左右の犬歯間にブラケットをボンディングし，ワイヤーを装着した後，前歯部にアンカースクリューを植立して牽引すると（図4-24a, b），前歯が唇側傾斜してしまい圧下できない（図4-25）．そのため前歯を圧下したい場合には，前歯の頬側への回転を抑制する目的で，前歯を後方に牽引する力を加えながら，圧下力を加えなければうまくいかない（図4-26）．前歯の圧下を成功させるには，圧下を目的とするアンカースクリューを前歯部に，それに加えて反作用を打ち消すためのアンカースクリューを両側臼歯部に植立したうえで行う．そうなるとLOTで行うよりも全顎的な矯正治療を考慮して行う方がよくなる．

　アンカースクリューを植立する前鼻棘の付近は，骨質がよくアンカースクリューを植立しやすい．また形態的に図4-24a, bに示すように角度をはじめから付与して植立することができる．

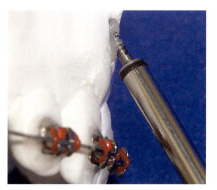
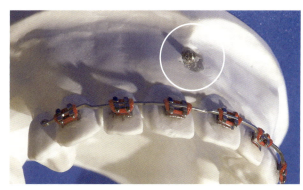

図4-24a, b　上顎前歯の圧下のために植立したアンカースクリュー．

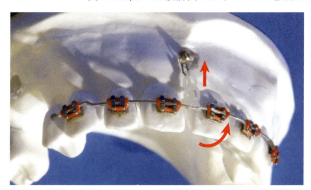

図4-25　この力系では前歯が唇側傾斜を起こすことが多い．

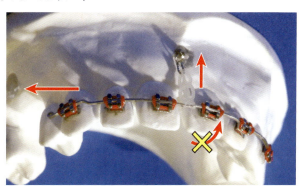

図4-26　後方から牽引すると前歯は唇側傾斜が抑制されて圧下する．

第4章　アンカースクリューによる歯の圧下

　筆者は前歯部へのアンカースクリューの植立については，両側中切歯間にアンカースクリューを1本のみ埋入している(図4-27)．その理由は，両側の中切歯と側切歯間に1本ずつ植立すると(図4-28)，2本のアンカースクリューの高さを揃えることが難しく，アンカースクリューからの牽引力を同じにすることが難しいからである(図4-29)．また，両側中切歯間の方が，中切歯と側切歯の間より歯根間距離が大きく埋入が容易であることも理由としてあげられる．

　しかし中切歯間に植立する場合は，可動粘膜に植立することになるため，粘膜の巻き込みに注意が必要である．巻き込みに関する注意ならびに巻き込んだ際の対処法は，第1章の「可動粘膜への植立」を参照にしてほしい．中切歯間にアンカースクリューを植立すると，ヘッドが粘膜に埋まる可能性が高い．そのため埋入時にリガチャーワイヤーでフックを作成しておくと(図4-30)，来院ごとの切開や開窓処置が不要となり，パワーチェーンなどの交換も容易になる．

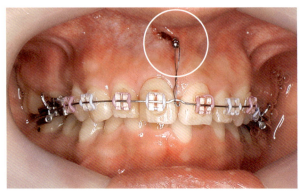

図4-27　上顎中切歯間にアンカースクリューを植立して，リガチャーワイヤーでアーチワイヤーを上方に牽引している．

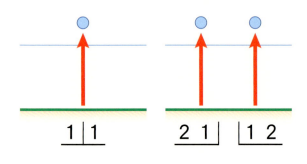

図4-28　青丸をアンカースクリュー，緑の線をアーチワイヤーとすると，同じ高さに植立できれば左右均等の牽引力となる．

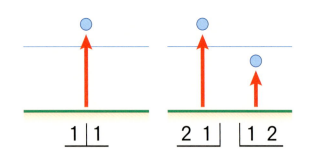

図4-29　上顎左右の中切歯と側切歯の間に同じ高さにアンカースクリューを植立できなければ，牽引力が左右で違うことになる．そうすると咬合平面に歪みが生じてしまう．

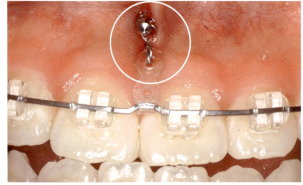

図4-30　アンカースクリューに付与したフック．

　前歯の圧下が可能となるため，ガミースマイルへの対応もできるが，圧下の量が限られる．そのため治療の着手前には，矯正治療による圧下と手術やその他の方法との比較について十分説明し，患者の了解を得る必要がある．また，ガミースマイルの改善という目的が"LOTの範疇を超えている"ように考えられる．さらに後方へ牽引する量の調整が難しく，牽引力が大きすぎると前歯部に医原性の叢生を引き起こしかねない．そのため，自分の技量を超えていると考えられれば，躊躇なく矯正歯科の専門医へ紹介する．

症例4-9

矯正治療を希望して来院した(図4-31a, b)．包括的な矯正治療に加え前歯の圧下を計画した．4|4を抜去して治療を開始した．途中で前歯部の咬合が深くなり，咬合を挙上する目的で上顎前歯部にアンカースクリューを植立し，パワーチェーンで牽引した(図4-31c)．術後の状態を，図4-31d, eに示した．前歯部の咬合状態も良好である．

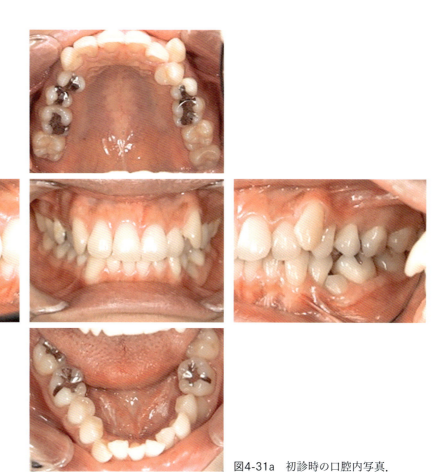

図4-31a　初診時の口腔内写真．

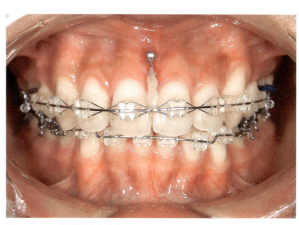

図4-31b　初診時のセファロエックス線写真．　　図4-31c　前歯を圧下中．

第4章　アンカースクリューによる歯の圧下

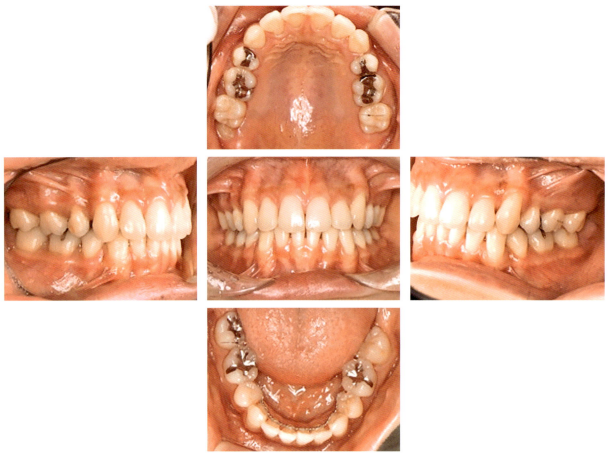

図4-31d　動的治療終了時の口腔内写真.

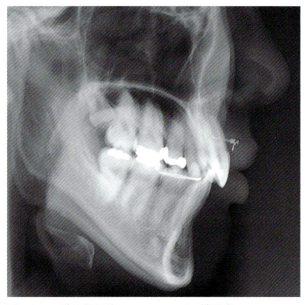

図4-31e　動的終了時のセファロエックス線写真.

症例4-10

矯正治療を希望して来院した（図4-32a, b）．包括的な矯正治療とアンカースクリューによる前歯の圧下を計画した．4|4 と 5|5 を抜去して治療を行った．ガミースマイルの改善の希望もあり，咬合を挙上する目的で上顎前歯部にアンカースクリューを植立し，圧下を行った（図4-32c）．術後の状態を図4-32d, e に示した．圧下の完了まで約10か月を要した．

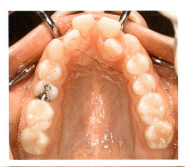
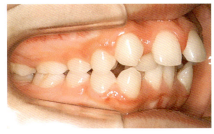
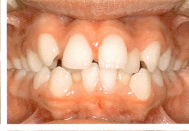
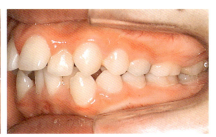
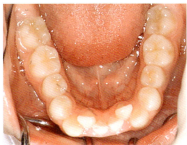
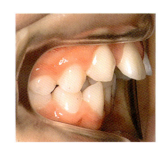

図4-32a　初診時の口腔内写真．

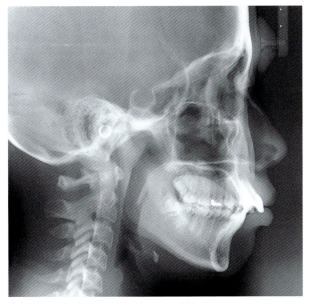

図4-32b　初診時のセファロエックス線写真．

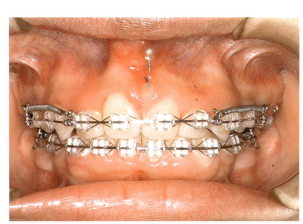

図4-32c　前歯を圧下中．

第4章 アンカースクリューによる歯の圧下

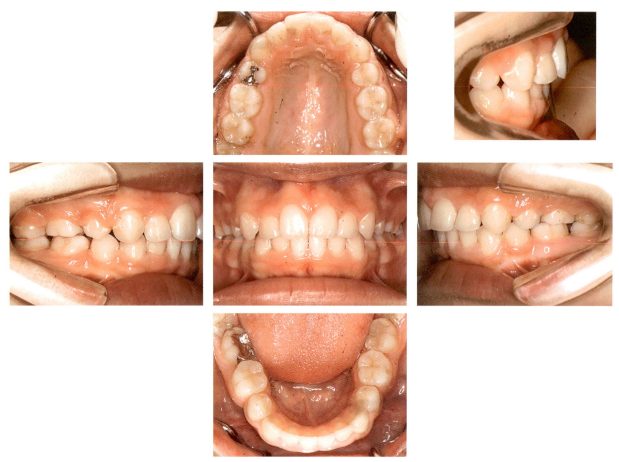

図4-32d 動的治療終了時の口腔内写真.

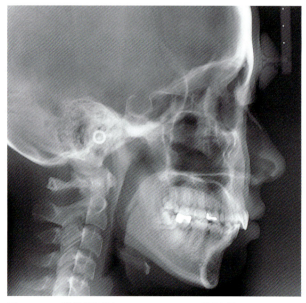

図4-32e 動的終了時のセファロエックス線写真.

第5章

アンカースクリューによる残根の挺出

アンカースクリューを使用しない場合

　一般的に両隣在歯がある場合は，残根の挺出にアンカースクリューを必要としない．両隣在歯を利用して残根の挺出をはかることができる．
　挺出したい残根に両隣在歯があるときの挺出手順を示す．
①挺出させたい歯の根管治療を終了させておく（図5-1）

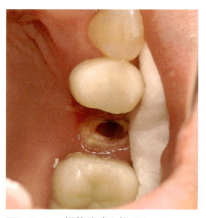
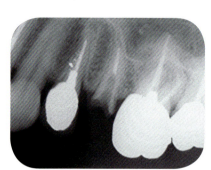

図5-1a, b　根管治療を終了させる．

②根管内に装着する牽引用のフックを屈曲する（図5-2, 3）

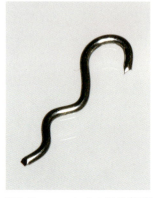
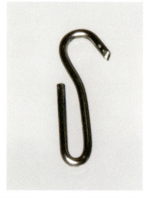
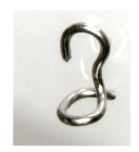

図5-2a～c　フックの屈曲（根管の形状や長さに応じて牽引によって抜けないように屈曲する）．

アンカースクリューを使用しない場合

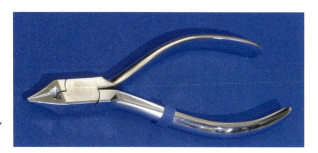

図5-3 ワイヤーの屈曲に使用するライトワイヤープライヤー.

③フックをフロータイプのボンディング材などを使用して合着する（図5-4）

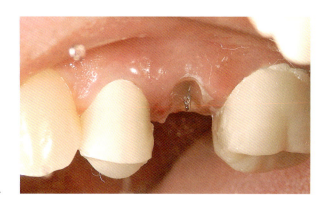

図5-4 フックの合着.

④牽引するためのバーを屈曲する

バーとフックとの距離をできるだけとりたいので③のフックはできるだけ小さくする．またバーについては0.9mm程度のステンレスワイヤーを用いる．バーの要件としては，
・近遠心方向へ傾斜していないこと（図5-5）
・対合歯にあたらないようにすること（図5-6）

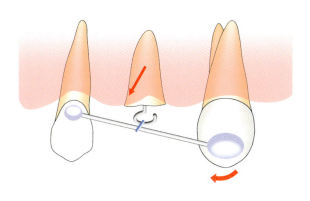

図5-5 バーが傾斜していると牽引方向が低い方向を向いてしまう.

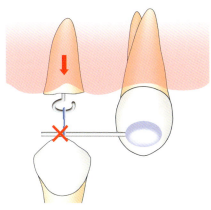

図5-6 バーが対合歯にあたると，外れたり患者から違和感を訴えられる.

上顎の場合は両隣在歯ともに頬側に維持を求める(図5-7)
・バーが牽引用のフック上を通過すること(図5-8)
・患者の違和感が少ないこと

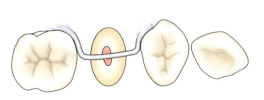

図5-7　バーによる違和感を少なくする．

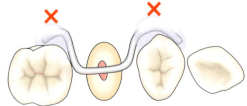

図5-8　バーが頬粘膜に食い込まないようにする．

⑤バーを歯に合着する(図5-9)
⑥パワーチェーンやパワースレッドなどで牽引する(図5-10)

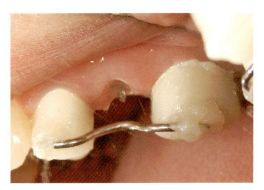

図5-9　バーの合着．

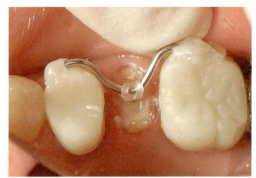

図5-10　牽引開始．

⑦2〜4週間に1回，パワーチェーンやパワースレッドを交換しながら補綴処置ができる状態になっているかチェックする
⑧補綴処置が可能な状態になっていれば，2か月程度保定する(図5-11)

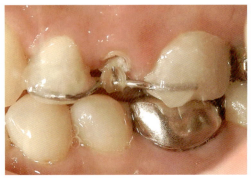
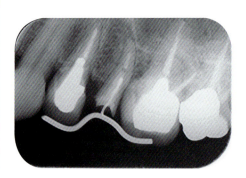

図5-11a, b　牽引終了．

⑨挺出後に骨や歯肉の増殖を生じることがあるため，必要に応じて歯肉や歯周靱帯の処置を行う（図5-12）．また後戻りを防ぐことにもつながる

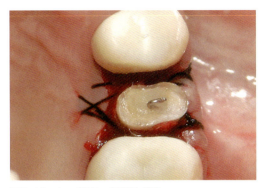
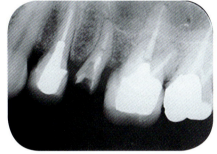

図5-12a, b　歯肉の処置を行う．

⑩補綴処置を行う（図5-13）

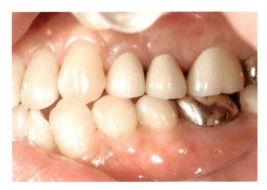
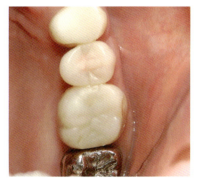
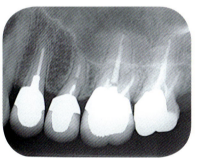

図5-13a〜c　補綴処置．

　フックの屈曲には，ヤングのプライヤーのような技工用プライヤーではフックが大きくなりすぎ，牽引するバーとの距離が短くなるので，ライトワイヤープライヤーなどを使用して屈曲する（図5-3）．根管内に挿入するフックは抜けないように図5-2のような維持形態にする．フックの長さや幅は根管に合わせるようにする．フックが長いとバーとの距離がとれず，挺出できる量も限られてしまうので，パワーチェーンの交換ができる程度に小さなものを作成する．残根は歯軸方向に牽引するので，バーは傾斜しないように屈曲して装着する．装着する場合，事前に模型上でワイヤーに歯肉と適合する"レジンパッド"を付与しておくと容易に行うことができる（図5-7）．

アンカースクリューを使用する場合

　残根の両隣在歯はあるが，患者の希望や治療の経過および歯周病の程度などで利用できない場合，アンカースクリューを使用することは非常に有効な手段である．"片持ち梁"の状態で，残根を挺出しなければならないときにアンカースクリューを"アンカレッジ"として利用するのである．"片持ち梁"で残根の挺出を行った場合，アンカレッジとして使用した歯は，残根に向かって傾斜移動が起こってしまう(図5-14)．この好ましくない歯の移動を防止するためにアンカースクリューを使用する(図5-15)．

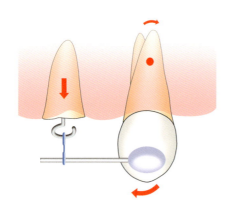

図5-14　片持ち梁での残根の挺出．

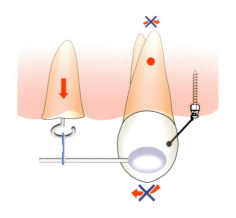

図5-15　アンカースクリューをインダイレクトアンカレッジとして利用する．

　一般歯科医より残根状態の <u>3|</u> の挺出を依頼された(図5-16〜21)．しかし上顎前歯部には前装冠が装着されており，患者から前歯部に牽引用のバーを装着しアンカレジとして使用することを拒否された．しかしアンカースクリューの植立については同意が得られた．そこで <u>3|</u> の近遠心部にアンカースクリューを植立したが(図5-16)，2回目の来院時に近心側のアンカースクリューに違和感を訴え，やむなく撤去した．

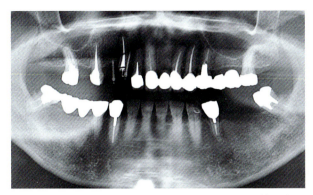

図5-16 アンカースクリュー植立時のパノラマエックス線写真.

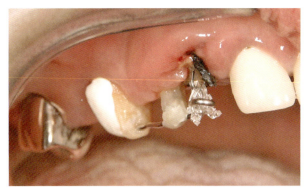

図5-17 牽引開始時の口腔内写真.

3|遠心部のアンカースクリューのヘッド部に充填用レジンを用いて"構造物"を作成した．そして5|とワイヤーで連結し"片持ち梁"を作成し，パワースレッドで残根の挺出を行った（図5-17, 18）．3か月で挺出が完了し，最終補綴物を装着した（図5-19, 20）．術後のエックス線写真より3|の挺出が確認できる（図5-21）．また12mmのアンカースクリューを使用したが，粘膜が厚く，骨内に挿入されている部分は2〜3mm程度と考えられるが圧下力が作用していたため，無事に治療を終えることができた．

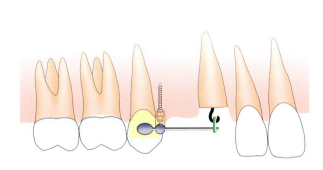

図5-18 力系の模式図.

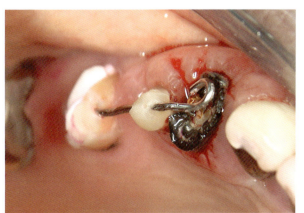

図5-19 牽引後の口腔内写真．残根がバーに接触している．

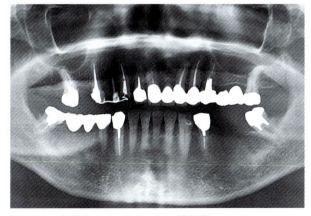

図5-20 牽引後のパノラマエックス線写真.

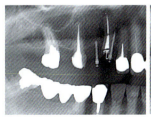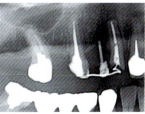

図5-21 牽引前後の比較.

つまりアンカースクリューは"片持ち梁"のアンカレッジとしても利用できる(図5-22)．片持ち梁として利用しなければならないアンカレッジとなる歯の近心あるいは遠心にアンカースクリューを植立して，アンカレッジとなる歯と連結しておくと，アンカレッジとした歯は傾斜を起こさない．その際に，患者の粘膜の厚み，歯槽骨の吸収具合，上顎洞との距離，アンカレッジとなる歯との距離などを加味して，アンカースクリューの長さと太さを選択する．

挺出したい歯の両隣在歯の片方が欠損しているときに，欠損部位にアンカースクリューを植立し片側の隣在歯とバーで固定して挺出をはかる(図5-23)．アンカースクリューには充填用のレジンを用いて小さな構造物を作成し牽引用のバーを固定してパワーチェーンで牽引する．

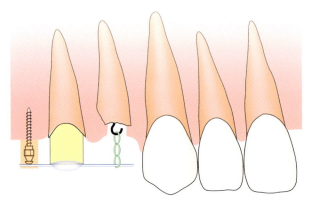

図5-22　片持ち梁のアンカレッジとして使用する．

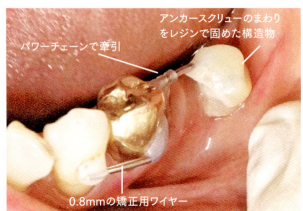

図5-23　片持ち梁として使えない場合．

またアブソアンカーのヘッドにはホールが開いている(図5-24)．このホールには0.7mmのワイヤーを通すことができる．ヘッド上部にレジンを築造して構造物を作成しないで，このホールを利用することもできる．

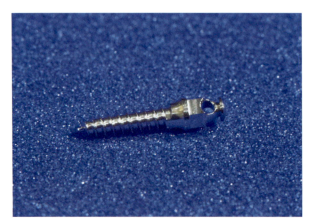

図5-24　アンカースクリューのヘッドのホール．

アンカースクリューを使用する場合

　模型写真（図5-25）は，左側下顎第二小臼歯の残根を挺出した症例の術前である．残根部にフックを埋入し（図5-26）第一大臼歯部にアンカースクリュー（SH1615-12）を植立し（図5-27），ヘッドのホールを近遠心方向に向くように調整して植立した（図5-28）．第一小臼歯遠心咬合面部にレストを形成し，対合歯と接触しないように0.7mmのステンレスワイヤーを設置した（図5-29）．ホールとレスト部分には，ボンディング用のフローレジンを用いて固定した（図5-30）．そして第二小臼歯根管内に設置したフックとの間で牽引を行った（図5-31）．

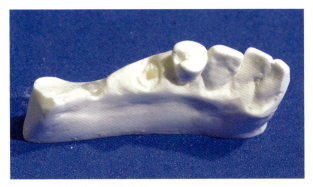

図5-25　初診時の模型写真．

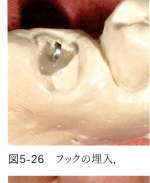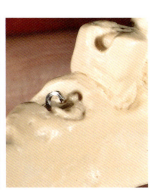

図5-26　フックの埋入．

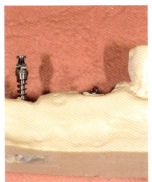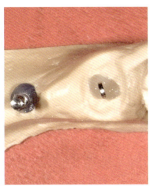

図5-27　アンカースクリューを残根の遠心部に植立．

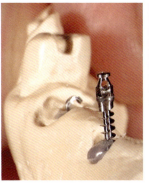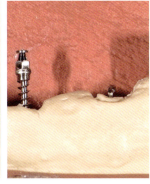

図5-28　ホールの向きを調整．

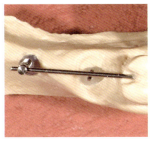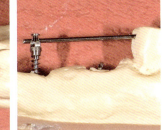

図5-29　バーを設置．

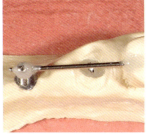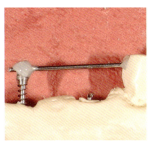

図5-30　バーを固定．

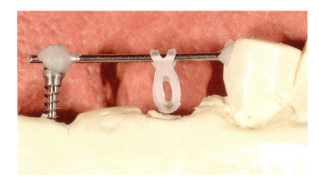

図5-31　牽引．

第5章　アンカースクリューによる残根の挺出

　このようにアンカースクリューは歯が移動しないことを目的としたアンカレッジとして，あるいは直接的に支柱として，あるいは支台歯の補助として使用することができる．残根を挺出させることは，歯槽骨の高さを増やすことにつながる．つまり歯根膜のある部位(残根)を移動させることで歯槽骨の増加につながるので，LOTの後に残根を抜去して補綴用のインプラントを植立するなどの処置にも積極的に活用して欲しい．

症例5-1

　 $\overline{4}$ の挺出を行う目的で，アンカースクリューを用いた．$\overline{4}$ より遠心に，歯が存在しなかったので"支柱"として使用した．図5-32a〜cにアンカースクリューを植立した際の状態を示した．パワーチェーンで牽引を行い(図5-32d)，4か月後に挺出を完了し，補綴治療に移った(図5-32e, f)．

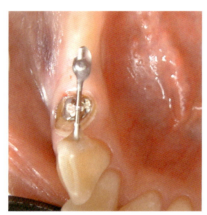

図5-32a　$\overline{4}$ の残根の挺出のために，$\overline{4}$ 遠心部にアンカースクリューを植立した．バーがフックの真上を通っているのがわかる．

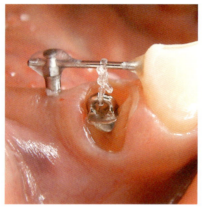

図5-32b　0.7mmのワイヤーをヘッドの穴に通し牽引を開始した．フックは鋳造して作成した．

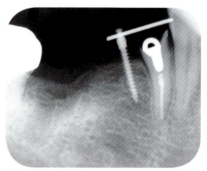

図5-32c　同時期のエックス線写真．

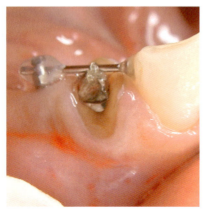

図5-32d　牽引中．

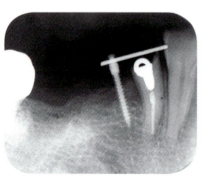

図5-32e　バーにフックが接触し牽引が完了した．

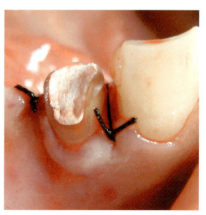

図5-32f　補綴処置へ移行．

症例5-2

「5の挺出を行う目的で，アンカースクリューを用いた．症例5-1と同じ手順で行った．図5-33aに牽引前の状態を，図5-33bに途中経過を，図5-33cに牽引完了時のエックス線写真を示した．挺出完了まで3か月を要した．

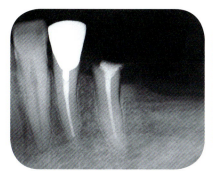 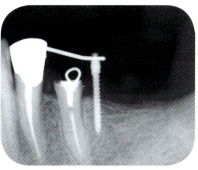 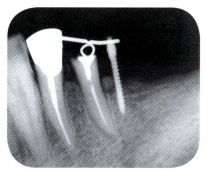

図5-33a　LOT前のエックス線写真．　　図5-33b　牽引する歯の遠心にアンカースクリューを植立し，バーを設置して牽引を開始した．　　図5-33c　牽引終了．

症例5-3

3」の残根の牽引を同じ方法で行った．欠損している4」の歯槽頂部にアンカースクリューを植立し，"支柱"として利用した（図5-34a〜c）．2か月経過し，挺出が完了し（図5-34d, e），補綴処置へと移行した（図5-34f, g）．

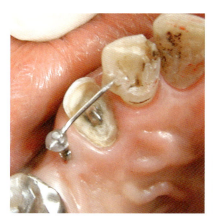 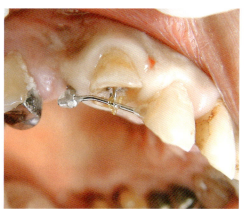 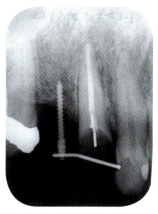

図5-34a　3」の残根を症例5-1と同じような力系で牽引を開始した．　　図5-34b　挺出中の口腔内写真．　　図5-34c　挺出中のエックス線写真．

第5章 アンカースクリューによる残根の挺出

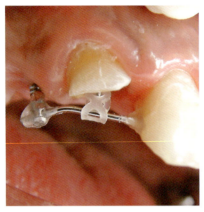
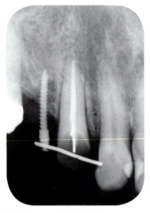
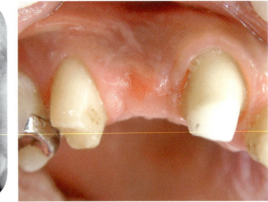

図5-34d, e　牽引が完了したときの口腔内写真とエックス線写真．

図5-34f　補綴処置へ移る．

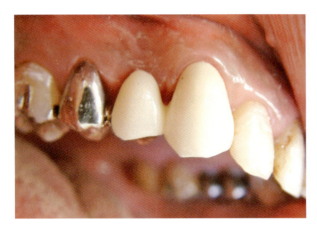

図5-34g　最終補綴物の装着．

　これらの事例より，アンカースクリューを"支柱"として用いることで残根の挺出が可能であることが理解できたと思う．
　一般に歯の挺出は"圧下"と比較して，歯根膜線維の走向もあって容易に行うことができる．保定としては，歯槽頂部の線維をメスで切断しておくとより有効な結果が得られる．

第6章

アンカースクリューによる その他の歯の移動

歯の近遠心方向への移動

　歯を挺出させると歯槽骨の増加をはかることができると述べたが，挺出だけでなく歯を近遠心方向へ移動させても同じ結果が得られる．抜歯後あるいは先天性に歯が欠如した部位の歯槽骨は痩せていくが，その部位に歯を移動させていくことはできる．

　この移動形式は歯体移動となる．歯を近遠心方向へ歯体移動させる場合には，エッジワイズ装置を装着し，アップライトした状態で，太く剛性の高い角ワイヤーが装着されてなければならない（図6-1）．もし柔らかい細いアーチワイヤーの状態で牽引したらどうなるであろうか．図6-2に示すように，歯は傾斜して移動できなくなる．

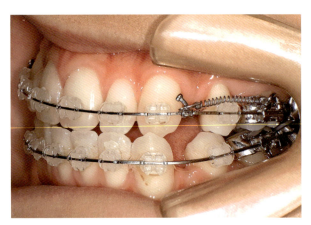
図6-1　望ましい歯体移動できる状態．

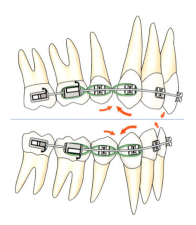
図6-2　細いワイヤーで牽引すると，歯は傾斜して移動できない．

　たとえば下顎右側第一大臼歯が欠損で，同部位に第二大臼歯を移動させると想定しよう．顎内固定だけで第二大臼歯を牽引すると，第二大臼歯は近心移動するが前方の側方歯群は後方へ牽引されて移動してしまう．また前歯のオーバージェットにも変化が生じる（図6-3）．

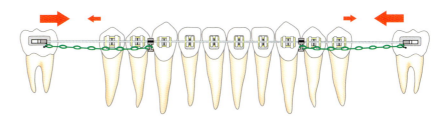

図6-3 第二大臼歯を前方の歯群と引き合いをさせて近心に移動させると，第二大臼歯は近心移動するが前方の側方歯群は後方へ牽引されて移動してしまう．

このような事態を避けるためには，アンカレッジを増やさなければならない．アンカースクリューを第一大臼歯部に植立してダイレクトアンカレッジとして第二大臼歯を直接牽引する．あるいは第二小臼歯近心部にアンカースクリューを植立し，第二小臼歯をホールドするといったように，インダイレクトアンカレッジとして使用する．アンカースクリューを使用すると，さらに都合のいいことにエッジワイズ装置の装着部位も第二大臼歯と第二小臼歯だけでよくなる．そうすることで他の部位に変化は生じない．また他の部分のレベリングが必要にならず，2歯の間にスパンがあるため，早期に太く剛性の高い角ワイヤーを装着することができる．治療期間も短くなり利点が多い．

第二大臼歯が欠損しており同部に第一大臼歯や第三大臼歯を，また第一大臼歯が欠損していて第二大臼歯や小臼歯を当該部位へ移動させることも，アンカースクリューをどこに植立していけばよいかを症例にあわせて治療計画を立案していくと，多少の時間は要するが可能となる．時間を短縮させる必要がある場合には，残った空隙を補綴処置で補っていく．

移動させる歯が残根であっても歯根膜があれば上記の治療を行うことができる．移動後に残根を抜去し，インプラント処置を行うこともいい方法である．

また，このような大臼歯の歯体移動の方法を利用すると，青年期の症例に対して"大臼歯のⅠ級関係"を獲得する目的で，上顎第一大臼歯の遠心移動をはかることができる（図6-4）．しかし患者が成長期にある場合は，アンカースクリューの脱離が起こりやすく，理論的に可能であっても現実には無理であったことも多々あったことを書き添えておく．

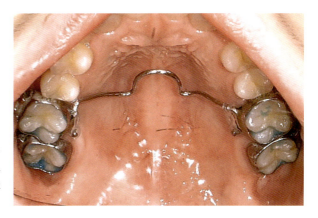

図6-4 中学生の女子の患者に対してアンカースクリューを口蓋斜面に植立して，そこからトランスパラタルアーチを後方に牽引している．

第6章 アンカースクリューによるその他の歯の移動

症例6-1

上顎の補綴処置を希望して来院した．1|の歯根が破折しており，保存不可能であった（図6-5a）．|3が遠心位にあり，|2部の幅が広くなるため，|3の近心移動を計画した（図6-5b）．|2部に長いアンカースクリューを植立し，小さな構造物を作成した（図6-5c, d）．そしてエッジワイズ装置を装着し，角ワイヤーを挿入し，アンカースクリューから|3を牽引した．LOT終了時の口腔内写真を図6-5eに，最終補綴物装着時を図6-5fに示す．

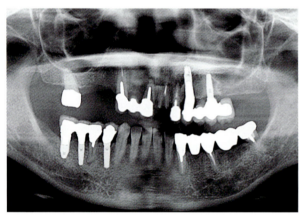
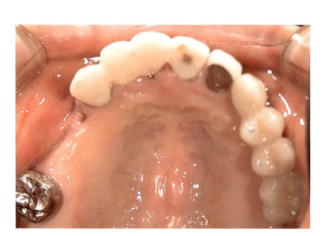

図6-5a, b 初診時のパノラマエックス線と口腔内写真．

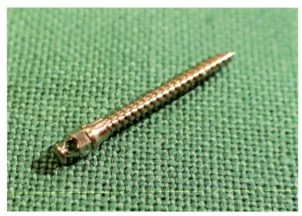

図6-5c |2に植立したアンカースクリュー（SH1615-12）．

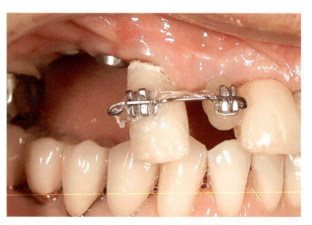

図6-5d アンカースクリューから|3が歯体移動するように牽引．

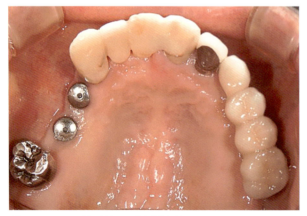

図6-5e LOT終了時の口腔内写真．

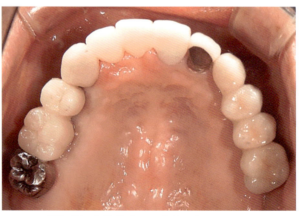

図6-5f 最終補綴物装着時の口腔内写真．

症例6-2

　　上顎歯列の前突感を緩和することを希望して来院した．咬合により7|が喪失していたため（図6-6a），右側は|4を抜去して，左側は|6を遠心に移動してスペースを作ることを計画した（図6-6b）．そのため|5にブラケットを装着せずに，同部にオープンコイルを装着し|6の遠心移動をはかった（図6-6c）．図6-6cに示すように，アンカースクリューを|6の近心に植立して，|4遠心側にクリンパブルフックをつけて，前方の歯が唇側に傾斜しないようにした．さらに|6を遠心に移動させるために，|6遠心部にもアンカースクリューを植立し，同部からも牽引を行った（図6-6d）．そして反対側の|4を抜去して歯を移動させ治療を終えた．図6-6eに治療後の左側側面観を示した．大臼歯関係は当然Ⅲ級であるが，問題のない状態である．右側側面観を図6-6fに，正面観を図6-6gに示した．正中も一致しており良好な咬合状態である．

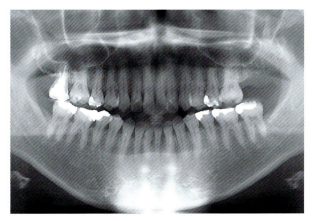
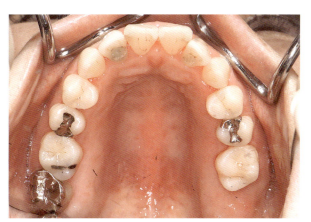

図6-6a, b　初診時のパノラマエックス線と口腔内写真．

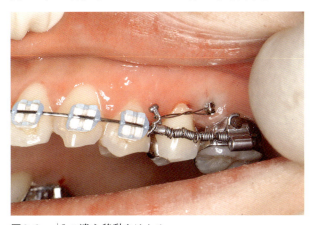

図6-6c　|6の遠心移動をはかる．

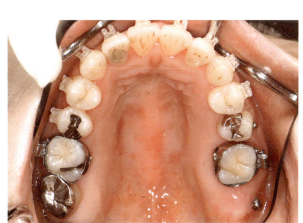

図6-6d　|6の遠心位にもアンカースクリューを植立．

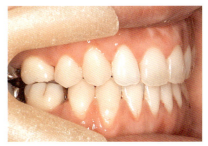
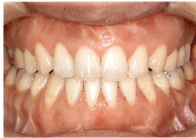
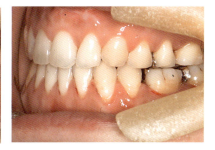

図6-6e～g　治療終了時の口腔内写真．

症例6-3

ガミースマイル，正中離開そして上顎の左側小臼歯が1本欠損しており，矯正歯科治療を希望して来院した（図6-7a, b）．

非抜歯にて改善を計画し，欠損があった上顎左側には補綴処置（インプラント）にて改善することとした．|4 は骨量が不足していると判断したので，|5 に位置していた小臼歯を近心移動し，|5 部にインプラントを植立することを計画した．

エッジワイズ装置を装着し，前歯部のスペースを詰め，圧下を行った（図6-7c）．また左側の小臼歯の近心移動をはかるために，剛性の高いアーチワイヤーが挿入できるまでレベリングを行い，|4 にアンカースクリューを植立して |5 の歯体移動を試みた（図6-7d）．図6-7e に術前の，図6-7f に移動終了の口腔内写真を示す．骨量のない部分には |5 に位置していた小臼歯が移動し，|5 部に十分な骨量がある場所が確保できた．エッジワイズ装置を装着した状態で，補綴用のインプラントを植立し（図6-7g），矯正処置および補綴処置が終了した（図6-7h, i）．

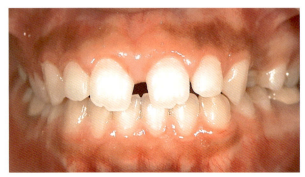
図6-7a 初診時の口腔内写真．

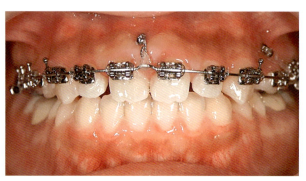
図6-7b エッジワイズ装置を装着して前歯の圧下をはかる．

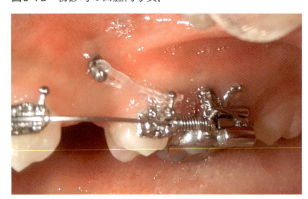
図6-7c 小臼歯の近心移動をはかる．

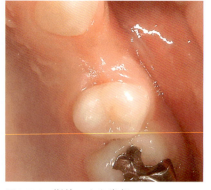
図6-7d 術前の小臼歯部．

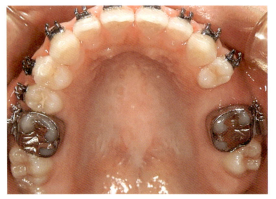
図6-7e 移動終了後の上顎咬合面観．

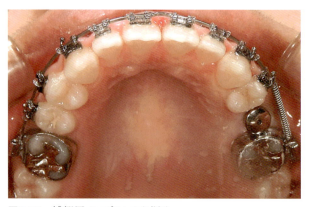
図6-7f 補綴用インプラントを埋入．

歯の回転

捻転している臼歯などを当該部にのみ装置を装着して治療を行いたい場合のアンカレッジとしてもアンカースクリューを利用することができる．

症例6-4

重度の叢生患者で前歯部だけでなく，上顎左側大臼歯にも叢生が認められた（図6-8a, b）．第一大臼歯が口蓋側に転位しており，第二大臼歯が近心捻転して傾斜していた．第一大臼歯にエッジワイズ装置を装着することができないため，まず第二大臼歯の遠心方向へのアップライトと近心捻転の是正をはかりながら，第一小臼歯を抜去し，左側第二小臼歯から右側第二大臼歯までのレベリングを同時に行った．

第二大臼歯の遠心方向へのアップライトを行うために，第二大臼歯遠心部にアンカースクリューを植立し牽引を行った（図6-8c～e）．牽引開始8か月後，第一大臼歯にエッジワイズ装置を装着することができるようになった（図6-8f）．動的治療終了時の上顎の咬合面観（図6-8g）とエックス線写真（図6-8h）をそれぞれ示す．

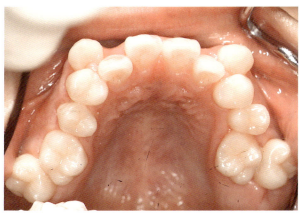
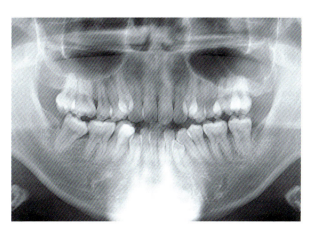

図6-8a, b　初診時の口腔内写真とパノラマエックス線写真．

第6章　アンカースクリューによるその他の歯の移動

図6-8c　|5 遠心口蓋側にアンカースクリューを植立して牽引.

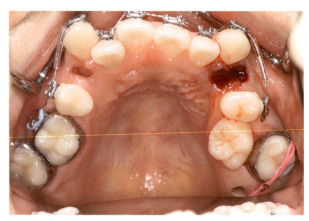

図6-8d　第一小臼歯を抜去しレベリングを行う.

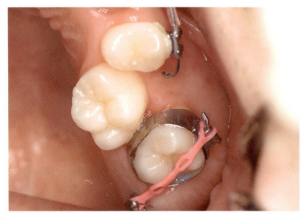

図6-8e　|7 に圧下力を加えて牽引中.

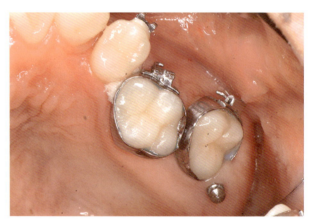

図6-8f　|6 にチューブの装着が可能になった.

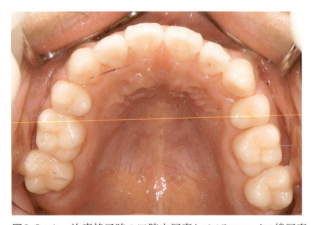

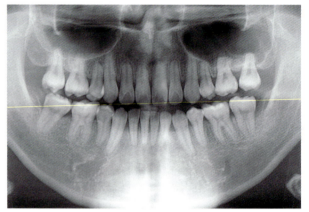

図6-8g, h　治療終了時の口腔内写真とパノラマエックス線写真.

正中の一致(歯列の回転)

　LOTの範疇を逸脱しているが,アンカースクリューを用いれば,歯列を移動させて,正中を合わせることもできる.たとえば図6-9にエッジワイズ装置を装着して治療中の状態であるが,上下の正中が一致していない.上顎の正中は顔面正中と位置していたので,下顎歯列を回転させるために,回転させたい方向の臼歯部にアンカースクリューを植立し,他方の臼歯部はタイバックを行い(ワイヤーが抜けないように)牽引を行うと(図6-10),正中が一致した(図6-11).

　同じような症例で,正中を合わせる治療開始前(図6-12)と治療後(図6-13)の写真を示す.

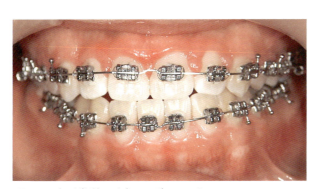

図6-9　上下歯列の正中が一致していない.

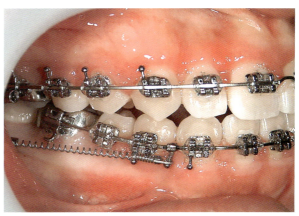

図6-10　合わせたい方向からアンカースクリューを用いて牽引をする.

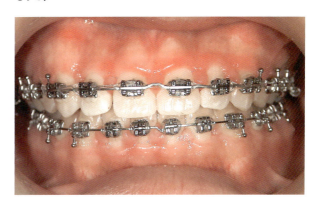

図6-11　正中が一致した.

第6章　アンカースクリューによるその他の歯の移動

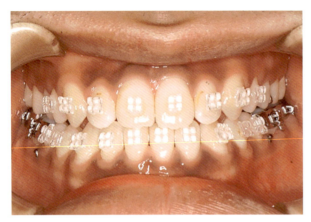

図6-12　上下歯列の正中が一致していない．

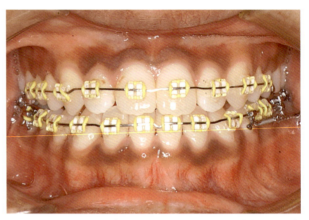

図6-13　下顎左側臼歯部にアンカースクリューを植立し下顎歯列を左方に引くと正中が一致した．

参考文献

1. Richard P McLaughlin, John C Bennett, Hugo J Trevisi.Systemized orthodontic treatment mechanics.St Louis; Mosby, 2001; 93-159.

第7章

アンカースクリューの脱落と破折

アンカースクリューの脱落

アンカースクリューの脱落の原因と対応

　アンカースクリューの欠点は，脱落する可能性のあることである．大学病院の管理された状況下でも100％の成功率ではない．われわれ臨床医としては，いろいろな症例に対して患者と話し合いながら新しい方法をチャレンジしていく機会も多いため，成功率は大学病院よりもやや低くなることが予想される．
　そのなかでアンカースクリューをどのように使用するのかがポイントとなる．
　脱落の原因としては，
①歯根とアンカースクリューが近接している，あるいは接触している
②皮質骨の厚みが薄い
③皮質骨の質がよくない
④マイクロフラクチャーが埋入時に生じた
⑤過大な矯正力をかけた
⑥感染が生じた
⑦歯ブラシなどで外力を与えた
などがあげられる．
　①および②に関しては，歯科矯正用アンカースクリューの植立の項でも記したが，斜めに植立することである程度は対応することが可能である．③はCTなどで事前にチェックすることができる．④はドリリングすることで対応は可能である．⑤は植立時には100～150gの弱い力で，その後は250g程度の牽引力を作用させる．⑥は日本矯正歯科学会のガイドラインでは，埋入時に抗菌薬の投与が望ましいとされている．⑦はアンカースクリュー周囲のブラッシングを，毛先の柔らかいタフトブラシなどを用いて軽く行う．また歯ブラシの柄を直接アンカースクリューにあてないように注意を払う必要がある．

アンカースクリューの脱落後の対応

　アンカースクリューを用いて治療を行うことが最も患者に利益があると考えられる場合は，脱落しても再度植立を行うことにしている．しかし同じ場所（脱落部位付近）に植立すると，同じように脱落を招くことが多いため，異なる場所にアンカースクリューを再植して治療を継続するようにしている．同じ部位に植立するのであれば，数か月経過してから行う．
　このように脱落後にアンカースクリューを継続するためには，
①毎回，患者が苦痛を訴えないようにアンカースクリューを植立する．患者の大きな負担とならないように処置を行う．
②患者にあらかじめアンカースクリューの脱落の可能性があることを伝えておく．
③毎回新しいアンカースクリューを使用する．場合によっては，太さや長さを変更することで成功につながることも多い．
④アンカースクリューが繰り返し脱落するのであれば，その場所にアンカースクリューを用いて歯を移動することに固執せず，アンカースクリューの植立位置を変えて，力系を変更するなど臨機応変に対応し，目的を達成することを優先する．
などの対応を行う．
　ただし新たな料金をチャージするのかどうかについては，矯正治療前に了解を得ておかなければならない

アンカースクリューが緩んだ場合

　アンカースクリューが脱離はしていないのだが，少し動揺がみられる場合がある．対策には，アンカースクリューを締め直すか，矯正力をかけずに2〜4週間程度放置しておくことがあげられる．矯正力をかけない状態で放置しておくと，アンカースクリューの動揺が収まることがあるので，慌てて撤去せずに様子をみてから，対応を考えていく．

アンカースクリューの破折

アンカースクリューの破折事例

　アンカースクリューに破折が起こるのは，植立時と撤去時に限られる．牽引中に破折するような大きな力をかけると，多くの場合は脱落するため牽引中に破折することはまずない．この原稿を書いている現時点で，多いのか少ないのかはわからないが，筆者は3回の破折を経験している．いずれも埋入時に破折させてしまった．その経験を教訓として共有してもらえれば幸いである．

教訓その1

　初めての破折は，上顎の第二小臼歯と第一大臼歯の間に植立していたアンカースクリューが途中で回転できなくなったとき，無理にドライバーを回転させ破折させてしまった．その際，患者に折れた旨を伝えたが，患者からは，「このままで撤去しなくてもいい」という返答を得たので，新たに第一大臼歯と第二大臼歯の間にアンカースクリューを植立して治療を終了させた．しかしエッジワイズ装置撤去の際に，患者から破折したアンカースクリュー片の撤去を求められた．その際のパノラマエックス線写真と撤去後のエックス線写真（図7-1, 2）を供覧する．

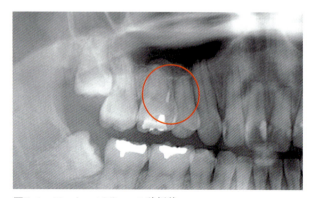

図7-1　アンカースクリューの破折片．

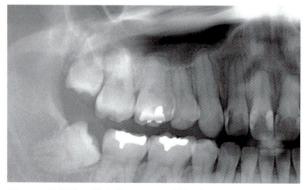

図7-2　破折片の撤去後のエックス線写真．

アンカースクリューは浸潤麻酔後に粘膜を切開し，ラウンドバーで注水を行いながら骨除去を行って撤去した（図7-3）．アブソアンカーには，組織親和性があるため骨組織に破折片が囲まれており，なかなかみつけることができなかった．このような事態になるのであれば，折れたその場で撤去しておくべきだったと反省した．

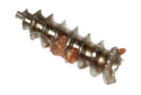

図7-3　撤去した破折片．

教訓その2

2本目の破折は，下顎の臼歯部に植立を試みたのだが，骨表面でタップするばかりで埋入されていかない．皮質骨が硬いことは自覚できたが，ドリリングせずに埋入を試みたことがいけなかった．埋入できないのでアンカースクリューの先端（図7-4）をよくみると，先が尖っていなかった．尖端の鋭い箇所を破折していたのである．エックス線写真を撮ったが金属片は写っていなかったので，患者に事情を話し，放置とした．「女性だから骨が柔らかいだろうからセルフタッピングでアンカースクリューが植立可能」などと勝手に思いこまずに，ドリリングすべきであった．

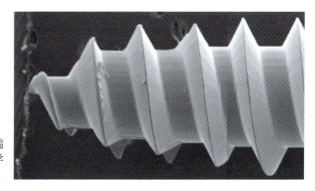

図7-4　正常なアンカースクリューの先端（北海道医療大学歯学部歯科矯正学講座の飯嶋雅弘先生のご厚意による）．

第7章　アンカースクリューの脱落と破折

教訓その3

　3本目の破折は，下顎第二大臼歯のアップライトを行うために臼後部に太いタイプのアブソアンカー（FH1817-08）を植立した際に起きた．植立中途中でドライバーが回転できなくなったが，アンカースクリューのヘッドは対咬歯と接触していた．太いタイプのアンカースクリューだったので，「もう少し回転させても折れないだろう」と考え，ドライバーを回転させたら折れてしまった．アンカースクリューにトルクをかけすぎたのである．

　アンカースクリューの破折片は，浸潤麻酔後ルートチップを用いて周囲の骨を挫滅させて除去した．ドライバーが回転できなくなれば，短いアンカースクリューに交換するか，植立する角度を変えて再植すべきであった．

　この3本のアンカースクリューの破折は，製品の質には何ら問題がなく，単に術者側の手技および判断のミスである．またドライバーが回転できなくなって側方力をかけたり，側方力がかかる"リストを利かす"ような植立方法をすると折れる場合があることもKyung教授から伺った．
　アンカースクリューの破折は，読者にはできるだけ経験していただきたくないので，教訓として覚えておいていただきたい．

アンカースクリュー植立時の注意点

①ドライバーが回転できない状態になったら，慌てないでその時点で一度ドライバーをアンカースクリューからはずして，埋入深度がこれでいいかの判断を行う（図7-5a）．
②ドライバーが回転できなくなり，さらに埋入する必要があれば，短くて太いアンカースクリューに変更するか，少し緩めて角度を変えて再度植立する（図7-5b）．
③下顎の頬側歯槽部や基底部については，ドリリングを行う（図7-5c）．
④アンカースクリュー植立時に側方力をかけない（図7-5d）．

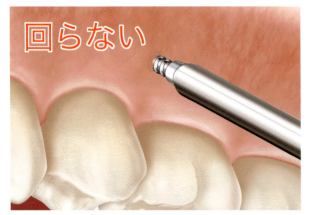

図7-5a　ドライバーが回転できなくなったら埋入を終了する．

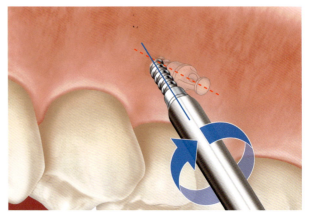

図7-5b　ドライバーが回転できなくなったら，植立方向を変更する．

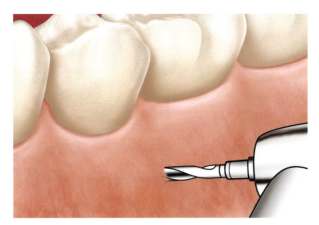

図7-5c 皮質骨の硬いときはドリリングする．

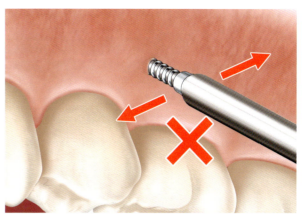

図7-5d 植立時に側方圧をかけない．

その他

　牽引中は破折を起こしたことはない．破折するような大きな力をかけた時点でアンカースクリューが脱落するので，破折は生じにくい．

　アンカースクリューを使用する必要がなくなった場合は撤去する．その際に，稀にアンカースクリューの一部がオッセオインテグレーションしている症例がある．その際，ドライバーで逆回転（反時計方向）しても回らない．無理やりドライバーで逆回転させると破折するので，ドライバーをアンカースクリューに装着し，正回転（時計方向）と逆回転（反時計方向）を交互にゆっくりと小刻みな回転を繰り返しながら撤去する（図7-6）．この際，ドライバーを装着したら，ゆっくりと小さく逆回転（反時計方向へ回転）して，回転できることを確認してから撤去する．

　しかしアンカースクリューと骨がオッセオインテグレーションしている範囲が広ければ，撤去時に破折する可能性は高い．破折した場合は，患者に状況を説明して撤去するか，放置するかを決める．

図7-6 アンカースクリューの撤去の際に，反時計回りの回転がスムースにできないときは，時計方向と反時計方向の回転を交互に小刻みに行いながらゆるめて撤去する．

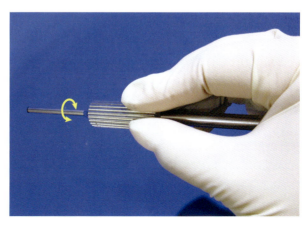

アンカースクリュー破折片の撤去

ピエゾサージェリーの使用

　ピエゾサージェリーを用いると容易にアンカースクリューが撤去できる．オッセオインテグレーションしているアンカースクリューについても，短時間で容易に撤去を行うことができる．ピエゾサージェリーを用いて破折片を撤去した症例を示す（図7-7～17）．破折した状況を示す（図7～11）．

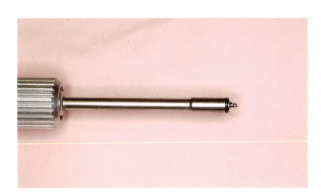

図7-7　撤去時にアンカースクリューが破折した．

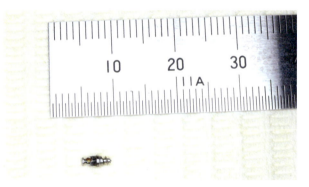

図7-8　アンカースクリューのヘッド部分．

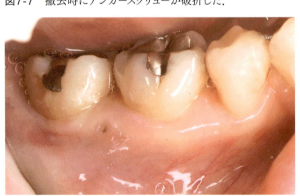

図7-9　第一大臼歯と第二大臼歯の間にアンカースクリュー破折時のホールが認められる．

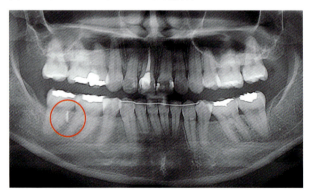

図7-10　破折片が残っているのがわかる．

CTの画像より，破折したアンカースクリューが歯根と近いため，ラウンドバーによる骨切除は困難と考えられた．そこで図7-12に示す尖端の細いチップを用いて，ピエゾサージェリーによる撤去を試みた．開始後時間経過とともに図7-13～15のように変化し，短時間でかつ容易に撤去することができた（図7-16, 17）．

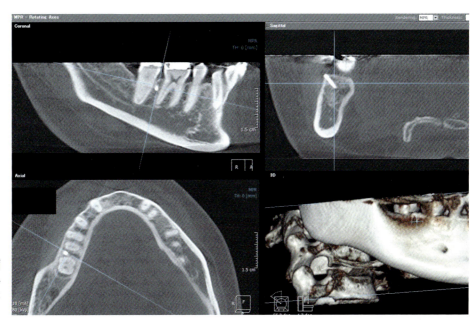

図7-11　当該部のCT画像．歯根と破折片が近接しているため骨の除去を行うことが困難であると判断される．

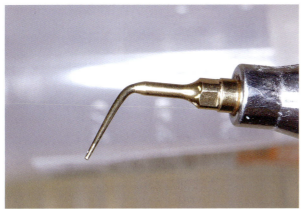

図7-12　撤去に用いたピエゾサージェリーの細いチップ．

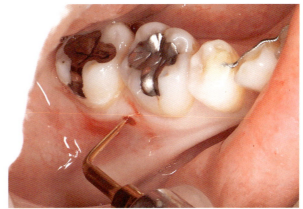

図7-13　"ホール"からチップを挿入する．

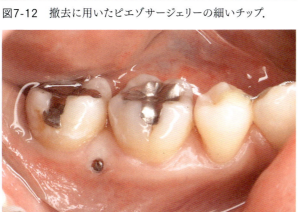

図7-14　約30秒後，破折片が直視できる状態となった．

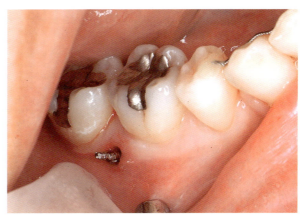

図7-15　もうしばらく続けると破折片が浮いてきた．

第7章　アンカースクリューの脱落と破折

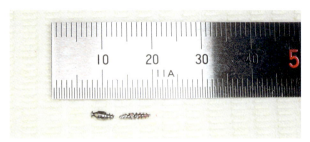

図7-16　撤去した破折片．

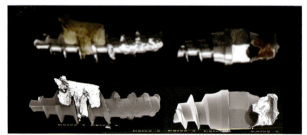

図7-17　破折片の電顕写真(北海道医療大学歯学部歯科矯正学講座の飯嶋雅弘先生のご厚意による)．

　この破折片を北海道医療大学歯学部歯科矯正学講座の飯嶋雅弘先生に解析いただいたところ，スクリュー部の異物は骨様組織であったとの報告を受け，アンカースクリューの一部がオッセオインテグレーションしていたことが認められた．
　また，ピエゾサージェリーを用いると正中口蓋部などのアンカースクリューの破折片の除去にも対応が可能である．

ルートチップの使用

　破折したアンカースクリューの周囲の骨をルートチップ(図7-18)を用いて挫滅させ(図7-19)，破折片を先の細いユーティリティプライヤー(図7-20)などでつかみ，逆回転させて撤去する．

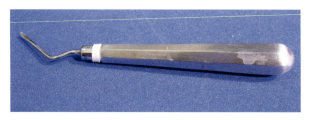

図7-18　ルートチップ．

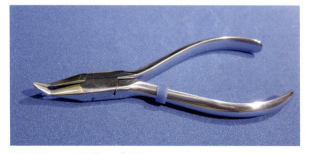

図7-20　ユーティリティプライヤー．

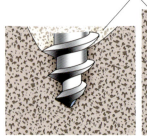
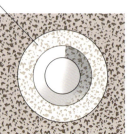

先の細いプライヤーでつかめる程度に骨を挫滅させる．

図7-19　ルートチップでの破折片の撤去方法．

ダイヤモンドバー・ラウンドバーの使用

周囲の骨をダイヤモンドバーあるいは骨除去用のラウンドバーなどを用いて除去し，アンカースクリューの破折片を先の細いユーティリティプライヤーでつかみ，逆回転させて撤去する．

除去専用ドライバーの使用

アンカースクリュー破折片除去用の専用のドライバー(図7-21)を使用する．しかし撤去用のドライバーを持っているだけでは意味がないので，予め模型などで除去用の専用のドライバーの使用方法を熟知し，練習しておく必要がある(図7-22～24)．

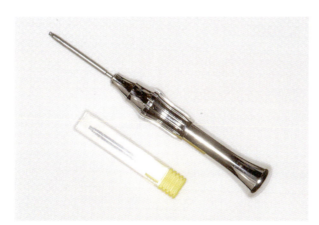

図7-21 アンカースクリューの破折片除去用ドライバー．

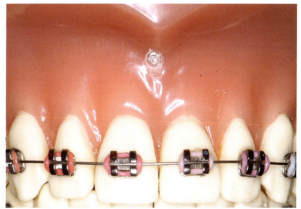

図7-22 模型上でアンカースクリューが破折．

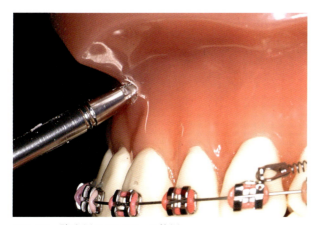

図7-23 除去用のドライバーを使用．

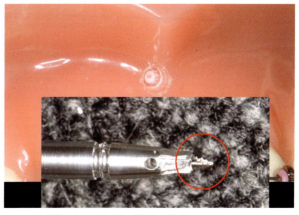

図7-24 撤去した破折片と模型の状態．

超音波スケーラーの使用

　また，北海道医療大学の矯正科の先生方と一緒に，2014年に開催された第73回日本矯正歯科学会大会では，超音波スケーラー（図7-25）を用いても破折したアンカースクリューの除去を行うことができることを紹介した．処置時間も短時間で終了することができ，周囲の骨を削合するのだがピエゾより出力が低いため侵襲が少ないことが認められた．超音波スケーラーを用いて撤去を行うことは，当然，目的外使用なのではあるが，通常医院にある設備で，容易に除去することが可能であることが示されたことに意義があると考える．また，本章末に事前抄録を掲載しておくので参考にしてほしい．

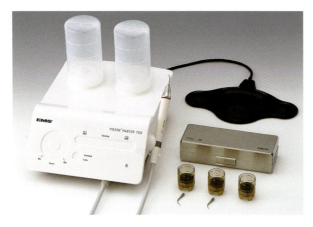

図7-20　使用した超音波スケーラー（松風：ピエゾマスター700）．

　アンカースクリューが破折した場合の対処法をまとめたが，植立時の破折は，「折れる」のではなく，術者の不注意で「折ってしまった」のである．予め，「破折する感覚」を知っておくことが大切である．牛骨などを用いて，アンカースクリューの埋入練習と折れる感覚を身に着けておくとよい．さらに，ヘッドが回らなくなったアンカースクリューを無理に回転させていくと，"フッ"と軽くなって回転できるようになる「嫌な感覚」を知ってもらうことが臨床を行う上で役に立つと考える．

アンカースクリュー破折片の骨からの取り出し方法と骨の治癒過程
Fragment removal methods after anchor screw fracture and the bone healing process

中垣　晋[1]，飯嶋雅弘[1]，保田好隆[2]，半田慶介[3]，斎藤隆史[3]，溝口　到[1]
Susumu Nakagaki, Masahiro Iijima, Yoshitaka Yasuda, Keisuke Handa, Takashi Saito, Itaru Mizoguchi

1　北海道医療大学歯学部口腔構造・機能発育学系歯科矯正学分野
2　保田矯正歯科
3　北海道医療大学歯学部口腔機能修復・再建学系う蝕制御治療学分野

[目的]
矯正治療における固定源として，近年歯科矯正用アンカースクリュー（以下，アンカースクリューと称する）は多用されている．植立部位や植立方法，安定性に関する研究は数多くあるが，植立・撤去時のトラブルに関する研究は少ない．本研究では，植立・撤去時にアンカースクリューが破折し顎骨内に残留した場合の対処方法として，撤去方法による骨への侵襲程度，撤去時間および治癒過程の違いを比較検討した．

[資料および方法]
実験1：アンカースクリュー（AbsoAnchor）56本をビーグル犬から離断された下顎骨に植立した．専用のドライバー，超音波スケーラー，ピエゾサージェリー，エンジン用ラウンドバーの4種類の方法でアンカースクリューを撤去し，要した時間を計測した．その後μCT撮影を行い，撤去時に生じた骨欠損部の表面積と体積を算出した．

実験2：ビーグル犬8頭の下顎骨に片側2本ずつ計32本のアンカースクリューを植立した．その後，実験1と同様に4種類の方法で撤去し，0，1，3，8週後の骨の治癒過程を組織学的に調べた．

[結果]
実験1：撤去時間は超音波スケーラー，ピエゾサージェリー，エンジン用ラウンドバーの順に短く，骨欠損量は超音波スケーラー，ピエゾサージェリー，エンジン用ラウンドバーの順に大きくなった．

実験2：治癒過程は超音波スケーラーが最も良好であった．

[考察]
超音波スケーラー，ピエゾサージェリー，エンジン用ラウンドバーのいずれの方法であってもアンカースクリュー片を撤去することが可能であった．しかし，ピエゾサージェリーとエンジン用ラウンドバーを使用した場合は，骨の欠損量が大きく治癒も悪くなる傾向がみられた．

[結論]
破折により顎骨内にアンカースクリュー片が残留した場合は，撤去に要する時間はかかるが，超音波スケーラーを用いて撤去することが望まれる．

図7-20　第73回日本矯正歯科学会大会の抄録から．

参考文献

1. HS.Park（著），高橋正光（監訳）．矯正用アンカースクリューを用いた矯正歯科治療．東京：砂書房，2013；301-318.
2. Motoyoshi M, Yoshida T, Ono A, Shimizu N. Effect of cortical bone thickness and implant placement torque on stability of orthodontic mini-implants. Int J Oral Maxillofac Implants.2007；22(5)：779-784.
3. Kuroda S, Yamada K, Deguchi T, Hashimoto T, Kyung HM, Takano-Yamamoto T. Root proximity is a major factor for screw failure in orthodontic anchorage. Am J Orthod Dentofacial Orthop. 2007；131(4), 68-73.
4. Deguchi T, Nasu M, Murakami K, Yabuuchi T, Kamioka H, Takano-Yamamoto T. Quantitative evaluation of cortical bone thickness with computed tomographic scanning for orthodontic implants. Am J Orthod Dentofacial Orthop. 2006；129(6)：721 e7-12.

第8章

アンカースクリューの撤去

アンカースクリューの撤去法

アンカースクリューの撤去方法

　LOTが終了すればアンカースクリューを撤去する．撤去は，植立時に用いたドライバーを用いて，反時計方向にゆっくりと回転させると容易に行うことができる（図8-1〜5）．

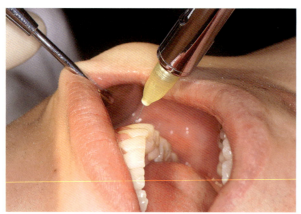

図8-1　アンカースクリューの撤去のための浸潤麻酔．

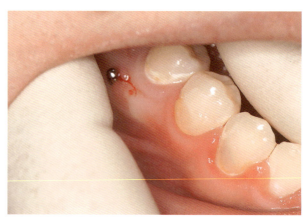

図8-2　撤去前の状態．

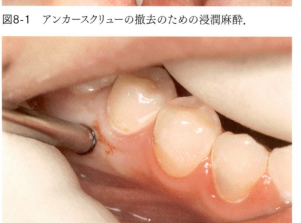

図8-3　ロングドライバーを用いてアンカースクリューの撤去中．

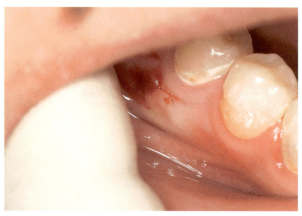

図8-4　撤去後の歯肉（出血もほとんどない）．

アンカースクリューの撤去法

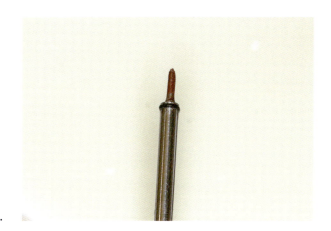

図8-5　撤去したアンカースクリュー．

　麻酔は，ドライバーやアンカースクリューが粘膜部に触ると痛いので，患者の希望を聞いて表面麻酔や浸潤麻酔を少量行う．撤去後に当該部の消毒を行う，あるいはレーザーを照射する程度の処置を行う．

　稀に1年以上にわたり埋入していると，アンカースクリューの一部と歯槽骨との間でオッセオインテグレーションが起きることがある．その際に不用意に大きな力でドライバーを反時計方向に回転させると，アンカースクリューが破折してしまう．そこで撤去の場合はいつもオッセオインテグレーションが起きていることを想定して，ゆっくりと反時計方向にドライバーを回転させる．反時計方向に回しても回らないときには，"小さな範囲"で"ゆっくり"とドライバーを正回転と逆回転を交互に繰り返して，アンカースクリューを揺さぶるような操作をすると多くの場合，無事に撤去することができる(図8-6)．

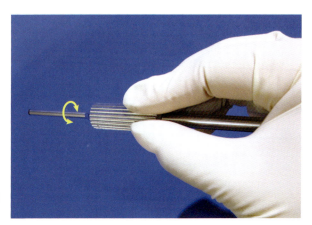

図8-6　小さく何度も正回転と逆回転をかけると取れやすい．

　万一，撤去の際に破折した場合は，第7章を参照にしてほしい．
　また歯の移動に伴って，歯はアンカースクリューに接近してくる．このような際にドライバーでは撤去できないので，下顎の半埋伏している智歯を抜去する要領で，歯に接触しているアンカー

第8章　アンカースクリューの撤去

スクリューのヘッドの部分を一部削合し，麻酔を行ったうえで，ホウプライヤー（図8-14）やユーティリティプライヤー（図8-15）などを用いて反時計方向にゆっくりと根気よく回転を加えていくと除去することができる．このような事例の症例をあげてみる．

●歯はアンカースクリューに近づいてくる（図8-7〜17）

7̄は近心傾斜しているため，8̄を抜去し7̄のアップライトを計画した．8̄の遠心移動は下顎枝のなかに埋入させることになるので無理である．

初診時の下顎の口腔内写真を示す（図8-7）．7̄をアップライトする目的で，8̄を抜去しアンカースクリューを用いることとした（図8-8）．

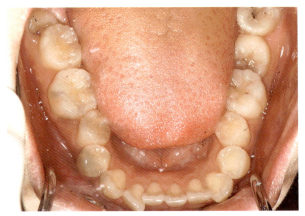

図8-7　初診時の口腔内写真（下顎）．

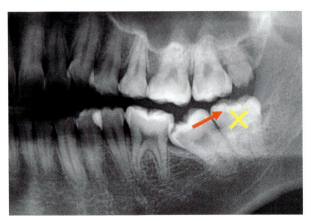

図8-8　8̄を抜去して7̄を遠心に移動させる計画をした．

8̄抜去後，アンカースクリュー植立時のエックス線写真を図8-9，10に示す．

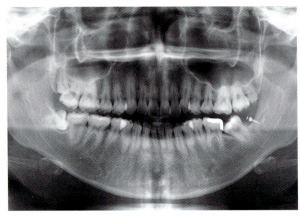

図8-9　アンカースクリュー植立時．

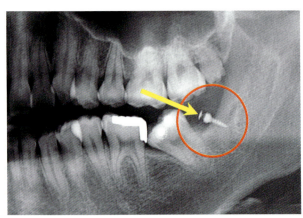

図8-10　ロングドライバーを用いることで，歯根との距離を保つことができる．

その際に，ロングドライバーを用いて植立を行った．もし，コントラアングルタイプのドライバーを用いたならば，図8-11の矢印に示すように歯根尖に向かって植立することになり，適切な方法といえない．遠心方向に⎣7をアップライトしはじめて6か月後，⎣6との隣接面にはスペースが生じ，⎣7は十分にアップライトできた（図8-12）．

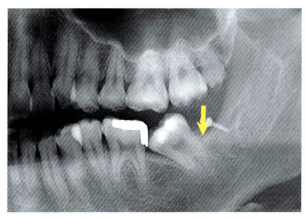

図8-11　コントラアングルタイプのドライバーを用いると，アンカースクリューは歯根に近接する（矢印）．

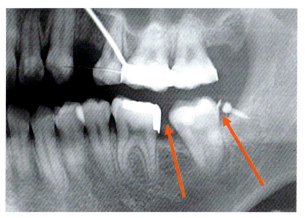

図8-12　⎣7を遠心方向にアップライトした状態．アンカースクリューのヘッドが⎣7の歯冠に接触している．

　しかし第二大臼歯の歯冠とアンカースクリューとが接してしまった（図8-13）．ドライバーを用いてアンカースクリューを撤去することはできないと判断できたので，浸潤麻酔を行った後に，ダイヤモンドバーを用いてアンカースクリューのヘッド部分を削除した後，ホウプライヤー（ユーティリティプライヤーでもよい）にてヘッドを把持してゆっくり，何度も逆回転させて撤去した（図8-14～17）．

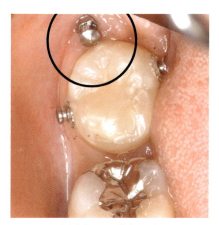

図8-13　同時期の口腔内写真．

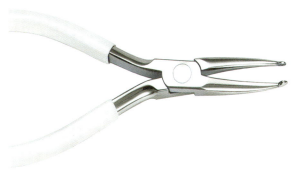

図8-14　ホウプライヤー．

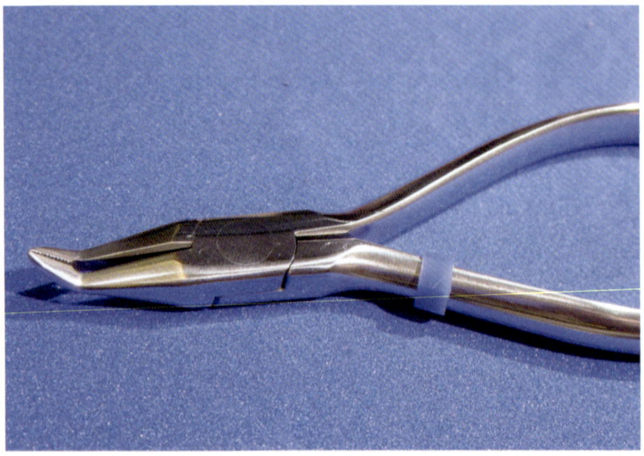

第8章 アンカースクリューの撤去

図8-15 ユーティリティプライヤー．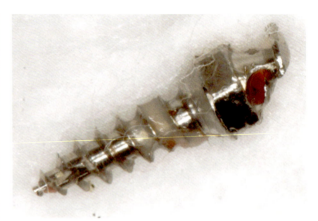
図8-16 撤去したアンカースクリュー．

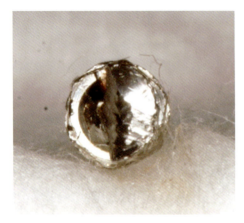
図8-17 ヘッド部はダイヤモンドポイントを用いて切削を行った．

　オッセオインテグレーションしていなければ，逆回転させると撤去できるので，慌てずに対応することが安全にアンカースクリューを撤去するためのポイントである．

第9章

LOT（限局矯正歯科治療）の
ポイントと配慮

LOT（限局矯正歯科治療）の概念

　本来なら包括的矯正歯科治療を行うことが最も有益なのだが，患者の口腔内の状態による制約，あるいは時間的，経済的な諸事情により治療の目的と部位を限定して行う矯正歯科治療をLOTと呼ぶ．つまり口腔機能の修復，改善のための補綴治療あるいは歯周治療をより容易にするために治療範囲を限定して行う矯正歯科治療である．

LOTの特徴

①現状の顎位を大きく変化させないよう配慮する
②治療期間が包括的矯正歯科治療と比較して短期間で終了する
③治療範囲以外の歯列形態や咬合状態を変化させないよう配慮する

LOTの目的

①顎運動をより円滑にして，顎関節に負担をかけないようにする
　・限局した部位における歯の位置を変化させ，咬合関係の改善をはかる
　・低下した咬合高径の回復をはかる
　・前方や側方の誘導を改善する
②よりよい補綴治療ができるような状態に歯を配置し，咬合，咀嚼機能の回復と向上をはかる
　・歯軸の改善
　・抜歯されたスペースを調整する（より広くあるいはより狭くする）
　・歯根を挺出させる

・歯の移動によって歯槽骨量の増加をはかる
③プラークが付着しにくい歯列弓形態を付与し歯周病の予防をはかる
　　　・叢生を改善して清掃性の向上をはかる
　　　・咬合性外傷の改善
④審美性の向上をはかり自信と尊厳が持てる口元の形態とする
　　　・前歯の叢生の除去
　　　・前歯の空隙歯列を閉鎖する
　　　・前歯の圧下や挺出を行い適切な被蓋を獲得する
　　　・歯周組織の維持低下によって生じた歯性の上顎前突の改善
　　　・歯周組織の維持低下によって生じた歯性の反対咬合の改善
　　　・青年期あるいはそれ以前に改善することができなかった歯性の前歯反対咬合の改善

治療にあたって考慮すべきポイント

成人に矯正歯科治療をはじめるにあたって

青年期(12〜24歳)以降の成人に対して矯正歯科治療を行う場合，学童期や青年期の患者とは以下の点で異なる．

● 顎骨の成長が期待できない

歯槽部の垂直方向の成長が期待できないため，咬合高径を増加させる際に補綴的に行わなければいけない場合が多い．また，仮骨延長術などの外科的手段を用いなければ，大幅な骨量の増加が望めない．そのため青年期前期あるいはそれ以前に適応した装置や治療方法を用いることができない．たとえば歯のみを固定源としたスケルトンの拡大装置(図9-1)を用いて上顎骨を側方に拡大することはできない．また機能的矯正装置(図9-2)や咬合斜面板(図9-3)を用いて下顎骨を前方に成長させることはできない．

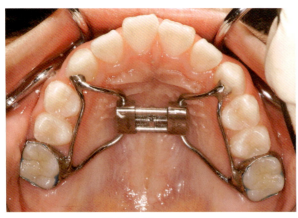

図9-1 スケルトンの拡大装置(スクリューはスナップロック：フォレスタデント・ジャパン，松風)．

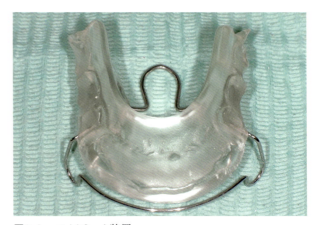

図9-2 バイオネータ装置．

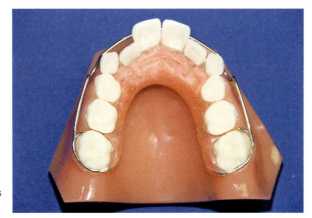

図9-3 咬合斜面板（Vigorousのご厚意による）.

したがって歯を排列するスペースをつくるために抜歯が必要になったり，図9-4に示すようなバーや図9-5などの道具を用いて，広範囲で多くの量のIPR(interproximal enamel reduction)が必要となる場合が生じる．また，補綴治療も併用することによって空隙閉鎖を行うといったような治療計画が必要となる．

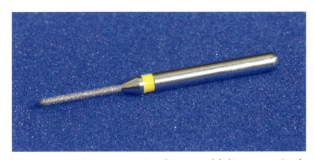

図9-4 IPR用のテーパのない細いバー（直径0.5mm／日向和田精密製作所）.

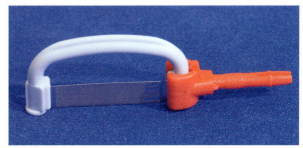

図9-5 IPR用のジグ.

●歯周病に対する配慮が必要

　日本人の約8割が歯周病に罹患しているとされている．成人を治療の対象とするので，年齢的な要素を考慮すると，歯周病に罹患していると考えられる割合はもっと多くなる（母集団が同じなので，LOTが必要な成人者も約80％と考えられる）．原則的に歯の移動を行う前には，歯周ポケット内の歯石や炎症を取り除いておかなければならない．つまりLOTを行う前に，歯周病の検査を行い，初期治療を終えておくことが必要になる．

　検査として，歯周プローブを使用して20～25g程度の圧で，歯肉辺縁から底部までの深さを測定する．またデンタルエックス線写真やパノラマエックス線写真，CTを用いて歯槽骨の状態の評価（図9-6）を行う．

　頰（唇）側の歯槽骨の吸収が著しい場合は，頰（唇）舌側方向への歯の移動を行う際，コントロールが難しい．同様に近遠心側の骨欠損が認められる場合は，近遠心方向への歯の移動には配慮が必要となる．

第9章　LOT（限局矯正歯科治療）のポイントと配慮

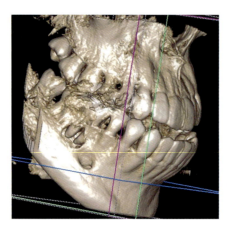

図9-6　CTでの歯槽部の観察．
右側第一大臼歯部頬側根尖側の骨が欠損していることが認められる．

　配慮が必要な理由は，原則的に歯周病によって骨組織が崩壊した部位に歯を移動させてはいけないからである．W.R.Proffit教授は，歯周病によって崩壊した部位に歯を移動させても，正常な骨組織の形成が起こらないことが多いことをあげている．しかし，症例によっては歯周病に罹患した歯を抜去して，当該部を十分に掻把などした後に，その位置に歯を動かすことで術前よりよい状態にすることも場合によっては可能である．

症例9-1

　7遠心歯槽骨の吸収が根尖まで認められる（図9-8）．そこで7を抜去して8を牽引し7の位置に誘導した（図9-9～16）．良好な結果が得られ安定した状態が継続している．LOTによってこのような部位への歯の移動を計画する場合，抜去した歯根周囲を十分に掻爬して不良な組織を除去したうえで，歯の誘導を行うことが重要になる．

　LOTを行う場合は，歯石を除去し，初期治療で歯周組織の炎症を抑え，健康な歯肉の状態を維持できる動機づけ（ブラッシングなど）ができてから開始することが重要なポイントになる．また，退縮した歯肉や歯槽骨の形成術は，LOTが終了してから対応していく．LOTが開始された後も，健康な歯肉を維持することができるよう医院で管理を行い，正しくホームケアができるよう動機づけを行っていくとよい．

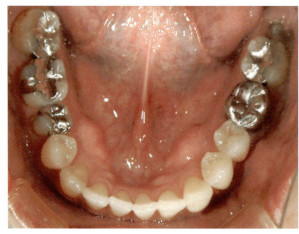

図9-7　初診時の下顎咬合面観．

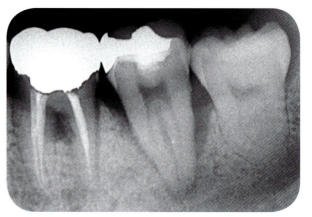

図9-8　初診時の下顎左側臼歯部のデンタルエックス線写真．7の保存をあきらめ，8の近心移動を決定する．

治療にあたって考慮すべきポイント

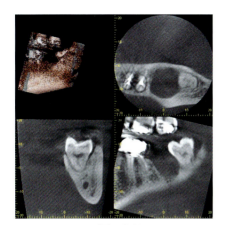

図9-9　抜去した7⏌の状態.

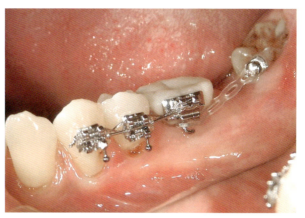

図9-10　十分に掻把を行った後, エッジワイズ装置を装着し8⏌を近心に牽引開始.

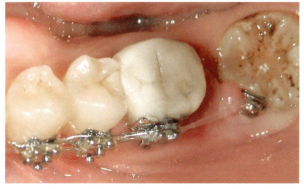

図9-11　歯冠を萌出させるため8⏌歯冠近心部にリンガルボタンを装着しパワーチェーンにて牽引を行う.

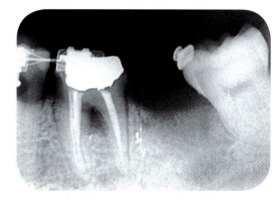

図9-12　牽引中のデンタルエックス線写真.

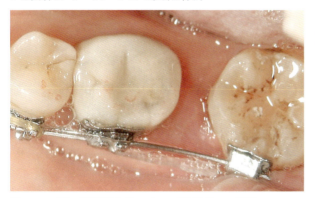

図9-13　8⏌の歯冠萌出後, チューブを装着して牽引.

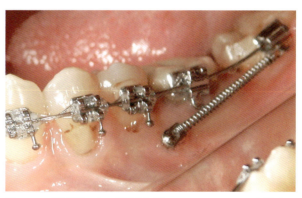

図9-14　8⏌牽引のため6⏌近心部にアンカースクリューを植立.

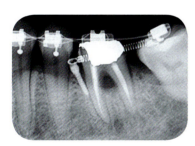

図9-15　アンカースクリューで牽引中のエックス線写真.

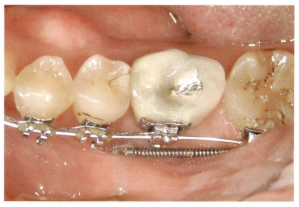

図9-16　8⏌の牽引がほぼ終了した状態の口腔内写真.

成人患者に対する配慮

成人に対して矯正歯科治療を行う際には，さらに以下のような配慮が必要となる．

● 歯科医院での継続的な歯周病管理

まず，歯周管理からはじめていく．つまり歯周の基本検査を行い，歯周ポケットの状態や歯槽骨の状態を把握して，SRPを行って急性の炎症を治癒させてからLOTを開始する．歯周治療をせずに矯正装置を装着すると，口腔内の環境は著しく悪化していく．

そのため歯科医院の責任としては患者に適した口腔衛生指導を行い，ホームケアができるようにしていく．SRPにより歯肉縁下の歯石を除去し，その後の歯肉縁上のプラークコントロールが十分に行われれば歯周組織に問題が生じにくいとされている．弘岡は歯周治療の「成功の鍵は動機づけである」としている．良好な予後を得るためにはプラークコントロールがキーポイントであることを繰り返し説明し，患者に理解してもらいながら継続的にチェックしていくことが重要になる．

また来院ごと（1か月に1回程度）に，矯正歯科治療とともにPTCを行う必要がある．

● 装置に対する配慮

一般に可撤式装置と固定式装置とを比較した場合，可撤式装置（図9-17）の方が口腔内環境を大きく変化させないといわれている．しかし装置が接触している口蓋部や舌面の炎症が起きやすいといわれており，可撤式の装置だからといって安心せずに，患者への十分なブラッシング指導を行っていく．また可撤式装置の使用に関しては，長時間装着しておかなければ歯が移動しないうえに，使用時間については患者に依存しており，勤務時間中も装置を装着しておくことが難しい場合が多いため，患者の社会的な立場に応じて対応しなければならない．

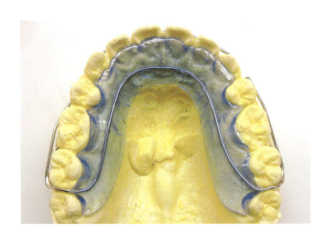

図9-17　上顎に装着する咬合挙上用の可撤式装置（咬合挙上板）．

治療にあたって考慮すべきポイント

　可撤式の装置は，的確な歯の移動をするのが難しく，しかも傾斜移動しかできないことが多いため，歯体移動が必要な場合や緊密な咬合を得るためには不向きである．そのため筆者は，LOTを行う上では固定式装置の方が「よりよい結果をだす」と考えている．しかし固定式装置では口腔衛生の観点からよくないことがわかっているので，LOTを成功に導くためには患者に対して十分なブラッシングの動機づけがキーポイントであることを強調したい．

　治療を行う際に，大臼歯に矯正装置を装着する可能性は高くなる．その際にバンドを使用するのか，ボンディングを行うのかによっても口腔衛生に与える影響は大きく異なってくる．

　大臼歯にバンドを用いた場合（図9-18），装置がはずれにくいという大きなメリットがある．しかしバンドのマージンを歯肉縁下に設置してしまうと，歯垢が付着しやすく歯周病が助長される．また歯肉溝内にグラム陰性嫌気性菌やスピロヘータなどが増殖するといわれている．そのためバンドを使用する場合は，バンドのマージンができるだけ歯肉溝に入らないように配慮する．必要があればバンドの歯肉側を削り，その上で十分に研磨するといった操作を行う．

　一方，ボンディング（図9-19）で装置を装着する場合は，装置周囲を清掃しやすいように，余剰レジンを十分に除去する．この配慮は大臼歯以外の歯に装置を装着するときにも行う．

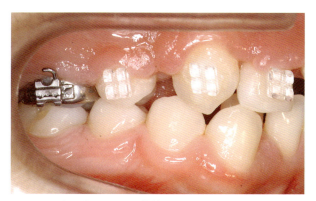

図9-18　大臼歯にバンドを装着した場合，ホームケアを怠ると歯肉炎が短期間のうちに起こる．

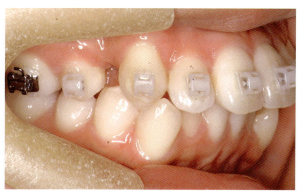

図9-19　大臼歯にボンディングで装置を装着した場合，歯肉炎が起きにくい．

　ブラケットなどの装置をダイレクトボンディングで装着する場合は，ボンディング材の硬化前にエキスプローラーなどで，せっかく位置決めした場所を変えないように（ブラケットを動かさないように），注意しながら余剰レジンを除去する（図9-20）．

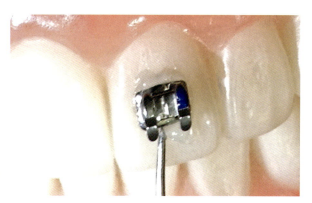

図9-20　ダイレクトボンディングの際の余剰レジンの除去．

インダイレクトボンディング(図9-21)を行う場合は，トランスファートレー作成時にブラケットの仮着材として使用するボンディング材の余剰レジンを，極力排除しておく．またインダイレクトボンディングを用いて口腔内にブラケットを装着した場合，トランスファートレーの内面に沿って頬(唇)側面に膜状にレジンが残留することが多い．その状態を放置しておくと，歯周病だけでなくう蝕予防からも好ましくない．そのために装着後に，コントラ用のカーバイトバーなど(図9-22)を用いて残留レジンを除去する．

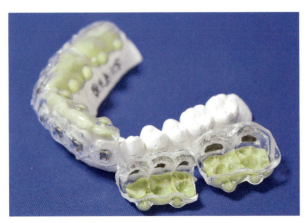

図9-21　筆者が作成し使用している3層構造のインダイレクトボンディング用のトランスファートレー．

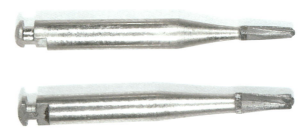

図9-22　除去用のコントラ用のカーバイトバー(松風)．

結紮に関しても，リガチャーワイヤー(図9-23)が最もプラークが付着しにくいとされているが，リガチャーワイヤーの結紮(図9-24)には十分な練習が必要である．結紮の際には，患者の歯肉や口唇粘膜を傷つけないように注意する．エラスティックリガチャーによる結紮(図9-25, 26)は，リガチャーワイヤーによる結紮と比較して非常に容易で，短時間に装着と撤去を行うことができる．しかし材質的に水分を吸収するために，プラークが付着しやすいという欠点がある．そのためホームケアが十分に行えるよう，指導することが必要である．

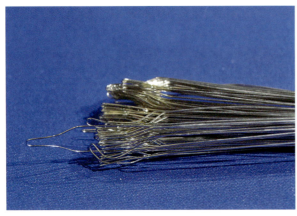

図9-23　リガチャーワイヤー(松風)．

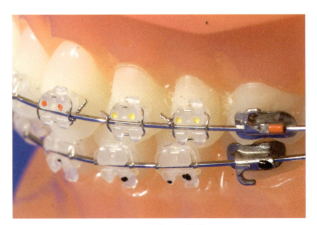

図9-24　リガチャーワイヤーを用いた結紮．

治療にあたって考慮すべきポイント

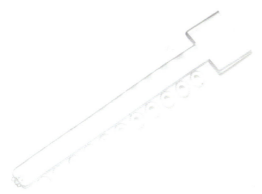

図9-25　エラスティックリガチャー（松風）．

図9-26　エラスティックリガチャーを用いた結紮．

術者側の配慮として，固定式装置の場合，複雑な設計は避け，できる限り単純な構造の装置を選択し，ホームケアを行いやすい環境を提供する配慮が必要である．

●矯正力の力系に対する配慮

成人では歯周疾患によって，歯槽骨が失われていることも想定できる．その場合，以下の2つの理由から力系に対する配慮が必要になる．

歯根膜の面積の減少

歯槽骨が一部失われたことにより，青年期と比較して歯根膜の面積が狭くなっている．そうすると当該歯に対して一定の荷重を付加した場合，青年期と比べ歯槽骨が喪失している現状では歯根膜の単位面積あたりにかかる荷重が大きくなる（図9-27）．

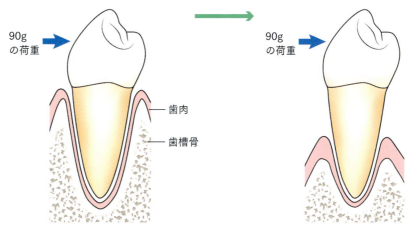

たとえば 歯根の表面積が180mm^{2}とする．この荷重をすべての歯根表面で受けたと仮定すると
1mm^{2}あたりの荷重は
90g÷180mm^2＝0.5g／mm^{2}となる

荷重を受けることのできる歯根表面積が半分の90mm^{2}に減少したと仮定すると
1mm^{2}あたりの荷重は
90g÷90mm^2＝1.0g／mm^{2}となる

図9-27　歯根膜面積の減少による単位面積あたりにかかる荷重の増加．

具体的には，Japsen の報告によると下顎の第一小臼歯の歯根の表面積は180mm²とされている．歯周病によって歯槽骨の吸収が生じ，歯根の表面積が半分の90mm²となったと仮定しよう．それぞれの場合に90gの荷重を付加して単位面積あたりにかかる荷重を計算してみる．

健康な場合　　　　　　　　90g ÷ 180mm² ＝ 0.5g/mm²
歯周病に罹患した場合　　　90g ÷ 90mm² ＝ 1.0g/mm²

同じ荷重をかけたのにも関わらず単位面積あたりの歯根膜に対しては2倍の荷重となるので，健康な歯槽骨の状態と同じ負荷を歯に与えるためには，かける荷重を半分に減少させなければならない．つまりかける過重を小さくする配慮が必要なのである．

支持する歯槽骨の減少

歯が移動する際，抵抗中心に力が作用するとされている．その抵抗中心は歯根尖1/3から2/5のところに位置するといわれている．歯周病に罹患すると歯槽骨の喪失により，抵抗中心は根尖側へ移動する．歯周病に罹患する前と罹患した後の状態で，歯冠中央に同じ荷重を作用させた場合，罹患後の方のモーメントアームが長くなるために，結果として大きな回転力が作用することとなる（図9-28）．

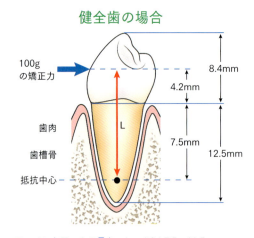
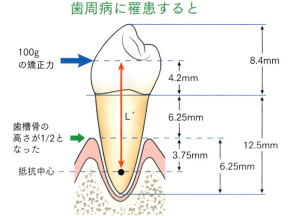

図9-28　歯槽骨の減少による回転力の増加．

具体的には，藤田によると下顎の第一小臼歯の歯冠長は8.4mm，歯根の長さは12.5mmとされている．矯正力を歯冠中央に作用させることとし，歯周病によって歯槽骨の吸収が生じ，歯根を支える歯槽部の長さが半分の6.25mmとなったと仮定しよう．抵抗中心は歯根尖の2/5とする．

健康な場合の抵抗中心の位置は，歯冠中央から，

8.4mm ÷ 2 + 12.5mm × 3/5 ＝ 4.2mm + 7.5mm ＝ 11.7mm

となる．

歯周病に罹患後の抵抗中心の位置は，歯冠中央から，

8.4mm ÷ 2 ＋ 6.25mm ＋ 6.25mm × 3/5 ＝ 4.2mm ＋ 6.25mm ＋ 3.75mm ＝ 14.2mm

となる．

それぞれの場合に対して100gの荷重を付加すると，

健康な場合に生じる回転モーメント　　　100g × 11.7mm ＝ 1,170g/mm
歯周病に罹患後の回転モーメント　　　　100g × 14.2mm ＝ 1,420g/mm

となる．

1,170 ÷ 1,420 × 100 ＝ 82％となるので，健康な歯槽骨の状態と同じ回転モーメントを歯に与えるためには，理論的には18％矯正力を減少しなければならない．

すなわち青年期に行う治療と比較して，より小さな荷重を与えなければ，矯正力によって歯周組織を破壊してしまう可能性や，矯正力が大きすぎて歯が動かないことなども考慮しなければならない．

モーメントアームの長さを減ずる目的で，ブラケットを歯頸部寄りに装着することは効果的であるが，プリアジャストエッジワイズ装置の場合，装置に予め設定されているトルクやアンギュレーションが十分に機能しないため，歯が上手く動かないことが予測される．そのため術者によるワイヤーベンディングや調整が必要となる．

●社会人として審美的な観点から装置の装着に躊躇

日本では，過去と比較した場合，矯正歯科治療の認知度は格段に向上していると感じられるが，まだまだ欧米と比較すると低いと感じる．その例として，学童期の児童が学校や塾にヘッドギアを装着して通学している姿は一般的になっていないことがあげられる．また成人においても勤務先や職種によっては，前歯唇側にブラケットを装着することが受け入れられない場合も少なくない．

そのような場合は，少しでも目立たないように審美性を重視したブラケット（図9-29）を使用する．しかしリンガルブラケット（図9-30）のように，矯正専門開業医でも特殊な技量が必要な装置を一般歯科の先生方が使用する場合は，十分な研修を受けなければならない．安易に行ってはならないと考える．

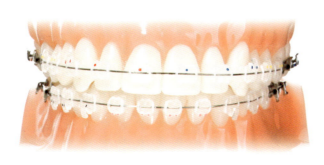

図9-29　審美性を重視したブラケット（松風）．

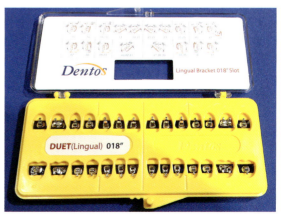

図9-30　リンガルブラケット（Dentos社）．

最近は，セットアップモデル（図9-31）上で薄い樹脂製のシートを加熱，加圧して作成した装置（図9-32）などを使用するケースが増えてきている．透明なので，装着した際に他人から装置を装着していることがわかりにくいのが特徴である．さまざまな歯の移動を行うことが可能であるが，装置を使用する際には，装置に関する講習会などを受講し，装置の適応症，調整の仕方や限界などに関する正しい知識を習得したうえで使用すべきである．

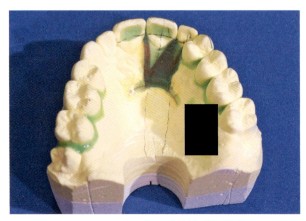
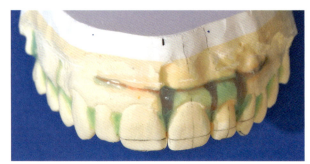

図9-31a, b　セットアップモデル．上顎左側切歯部がセットアップされているのがわかる．

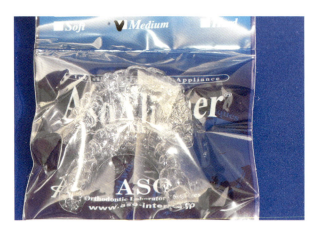

図9-32　透明なシートを加工して作成したマウスピースタイプの装置．ASOインターナショナルより，このように梱包されて配送される．

治療中のブラッシング

　成人の矯正歯科治療の成功の鍵は"患者がモチベーションを維持すること"である．来院ごとの医院でのPTCも重要であるが，それ以上にホームケアが重要になる．患者の口腔内に装着された装置や生活習慣に応じて，その患者に適したプログラムを個別に考えるべきである．その際に，来院ごとに担当した衛生士によって指導方法が異なると患者は混乱し，結果として医院の信頼を失ってしまう．そうしないために歯科衛生士を担当制にしたり，カルテに指導した内容を詳細に記載し，その日に担当する衛生士が前回までの指導内容を理解できるようにしておく．

　またブラッシングがよくないからといって患者を叱責すると，患者の人格を否定することとなり，結果的にモチベーションを著しく低下させてしまう．できるだけ患者を"励ます"，あるいはブラッシングができている箇所については"褒める"といった手法をとる方がモチベーションが高まることが多い．

　"磨きにくい箇所をどのようにして磨くのか"というノウハウは，矯正装置の構造や仕組みについて説明する衛生士は知っておかねばならない知識である．エッジワイズ装置が装着された部位については，頬側面をいくつかのパーツに分けて（図9-33〜38），それぞれの部位をていねいにブラッシングしなければプラークを除去することはできない．

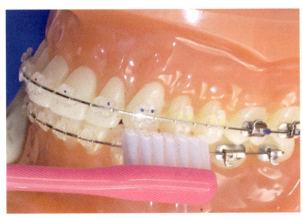
図9-33　切端，咬頭寄りの部分の磨き方．

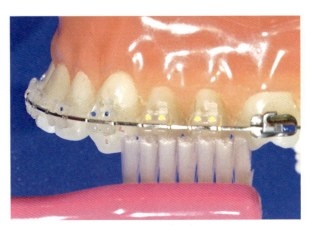
図9-34　ブラケットの咬合面側の磨き方．

第9章　LOT（限局矯正歯科治療）のポイントと配慮

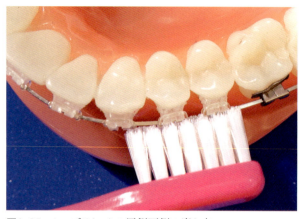
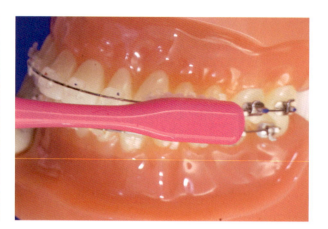

図9-35a, b　ブラケットの唇側面側の磨き方.

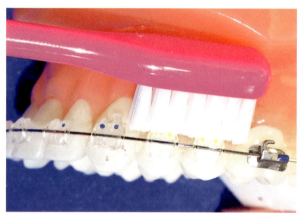

図9-36　ブラケットの歯頸側面の磨き方.

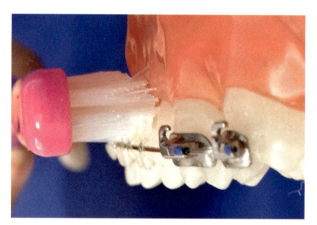

図9-37　歯肉周辺部の磨き方.

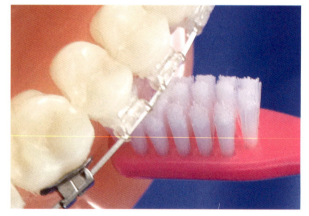

図9-38　アーチワイヤー内面の隣接面の磨き方.

　　　歯ブラシを使用する場合は山型のヘッドが磨きやすく（図9-39），矯正装置周囲に関してはシングルタフトブラシ（図9-40）や歯間ブラシのLあるいはLL（図9-41）などを使用して図9-42〜44のようにして清掃する．

治療中のブラッシング

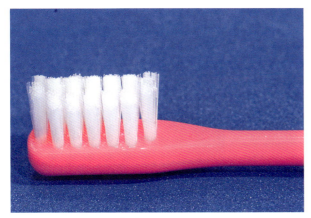
図9-39　山型ヘッドの歯ブラシ.

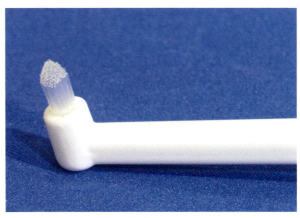
図9-40　シングルタフトの歯ブラシ.

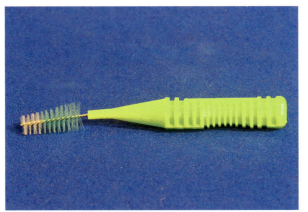
図9-41　歯間ブラシ(LL).

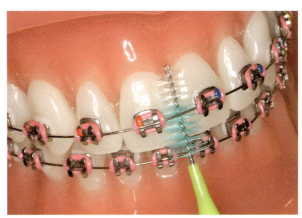
図9-42　隣接面の磨き方.

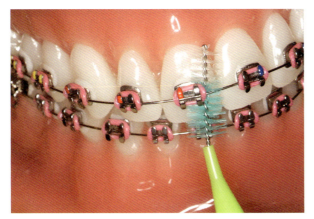
図9-43　ブラケットの近遠心部の磨き方.

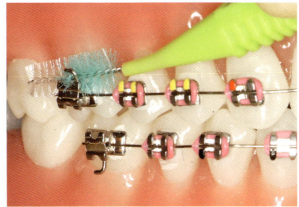
図9-44　チューブの歯頸部側の磨き方.

　エッジワイズ装置が装着されると矯正ワイヤーによりフロスが通せないので，図9-45に示すフロススレッダーが必要となる．また歯ブラシが歯面に届きにくくなるので，プラークコントロールを行う上で音波歯ブラシ(図9-46)が有効となる．電動歯ブラシや音波歯ブラシを使用する場合は，毎回医院に持参してもらい適切な使用方法の指導と，前回指導した内容ができるようになったかどうかを確認する必要がある．

173

第9章　LOT（限局矯正歯科治療）のポイントと配慮

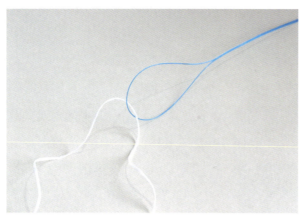
図9-45　フロススレッダーにデンタルフロスを通して使用する．

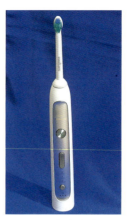
図9-46　音波歯ブラシ．

　アンカースクリュー周囲については，アンカースクリューの表面が滑沢なため，プラークがつきにくいので，強くブラッシングする必要はない．清掃器具で強い刺激を与えたり，歯ブラシのヘッドなどで機械的刺激を与えすぎたりすると，脱落の原因となることもあるので注意する．また歯ブラシによって傷をつけてしまうと，プラークがつきやすくなってしまう．日本矯正歯科学会発行のガイドラインでは，柔らかい毛の歯ブラシでアンカースクリュー頭部を軽くブラッシングするとよいと解説している．
　このように矯正装置が非常に小さく複雑なので，部位や装置，あるいは患者の能力などに応じて，複数の器具を使用しながらホームケアを行うよう指導を行う．

参考文献

1. 高田健治．Elements of Orthodontics 高田の歯科矯正の学び方，わかる理論？治す技術．大阪：メデジットコーポレーション，2010；410-455．
2. 伊藤公一，保田好隆．歯周・矯正治療 STOP & GO．東京：クインテッセンス出版，2012；32-80，92-101．
3. Proffit WR（著），高田健治（訳）．新版プロフィトの現代歯科矯正学．東京：クインテッセンス出版，2004；648-677．
4. Pender N. Aspects of oral health in orthodontic patients. Br J Orthod, 1986; 13: 95-103.
5. 高田健治（監修），保田好隆，日高修（著）．矯正歯科治療とオーラルハイジーン・コントロール．東京：クインテッセンス出版．2000；37-47．
6. 保田好隆．IBDS の理論と臨床．大阪：東京臨床出版，2006；1-180．
7. Japsen A. Root surface measurement and a method or X-ray determination of root surface area. Acta Odontologica Scandinavica. 1963; 21: 35-46.
8. 藤田恒太朗．歯の解剖学．第21版．東京：金原出版．1976；55-59．
9. Tae-Weon Kim. Clear Aligner Manual. Republic of Korea: Myung Mun Pubishing.2007；1-171．
10. 高橋正光，保田好隆，武内豊，齋藤茂，渡辺隆史．矯正臨床．東京：デンタルダイヤモンド社．2013；132-134．

第10章

LOTに必要な器具と材料

LOTに必要な器具

"執筆にあたって"ではLOTは部位が限局しているだけで，治療に必要な知識，技術，器具および材料は，包括矯正歯科治療と同等であると述べた．そのため術前に歯周病に関する検査だけでなく，口腔模型，顔面写真，口腔内写真，パノラマエックス線写真などの矯正歯科治療を行う上で必要な資料の採得は必要であり，怠るべきではない．また頭部エックス線規格写真(セファログラム)に関しても，撮影した上で分析し，患者の顎顔面，口腔の歯科的問題点をピックアップし，総合的な診断と治療方針を立案する．そして問題を整理するうえで必要性が認められればCTなども撮影する．

患者には，包括的な矯正歯科治療と限局的な矯正歯科治療を行った場合のそれぞれの利点や欠点についてもカウンセリングを行い，情報を与えておくべきである．そのうえで患者の同意を得て，患者が希望する矯正歯科治療を行う．

器具と用途

LOTを行う準備として，「包括矯正歯科治療が行える器具」を揃える．患者の数の増加によって，消毒や滅菌に要する時間を考慮しなければならないので，頻繁に使用する器具については複数本揃えておきたい．揃えておきたい最低限の器具と用途などを下記にまとめる．

● バンドプッシャー（図10-1）

バンドを試適，装着するための器具．

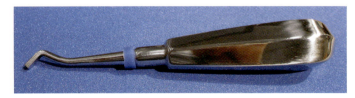

図10-1a　バンドプッシャー（松風）．

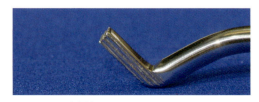

図10-1b　先端部．

● バンドシーター（図10-2）

バンドを試適，装着するための器具．バンドプッシャーでバンドを歯に試適した後に，この器具を用いると，さらに歯にバンドを適合させることができる．ヘッドの部分を患者に噛んでもらって，バンドをより適合させる目的で使用する．噛んでもらっている際に痛みが生じた場合，開口反射が生じるため，あまり痛くなくバンドの試適や装着を行うことができる．

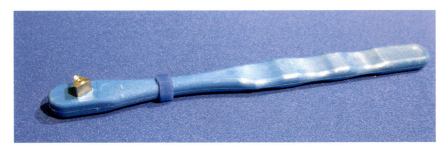
図10-2a　バンドシーター（松風）．

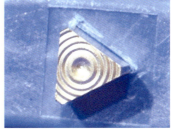
図10-2b　先端部．

● バンドドライバー（図10-3）

バンドを試適，装着するための器具．バンドの辺縁を器具の先に合わせてレバーを引き，そして指を離すと小さな衝撃で，さらに深くバンドを挿入することができる（図10-3c）．使用する際の力の大きさによって歯周組織に痛みを感じる場合がある．また器具の先をエナメル質に接触させて使用すると，エナメル質が損傷する可能性があるので，使用時には注意を必要とする．

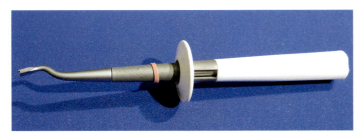
図10-3a　バンドドライバー（ロッキーマウンテンモリタ）．

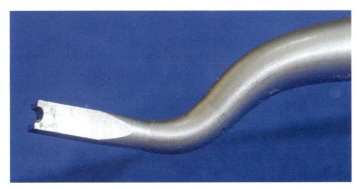
図10-3b　バンドドライバーの先端部．

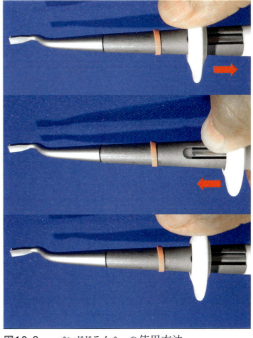
図10-3c　バンドドライバーの使用方法．

● バンドリムーバー（図10-4）

バンドを口腔内から撤去する際に使用するプライヤー．

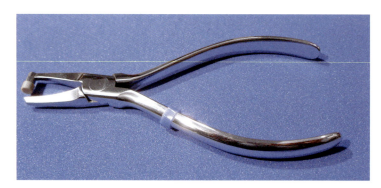

図10-4a　バンドリムーバー（松風）．

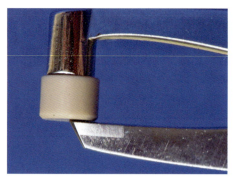

図10-4b　先端部．

● エラスティックセパレーティングプライヤー（図10-5）

成人の場合，隣接する歯があるときにバンドを試適，装着する際に，歯冠分離しなければ激しい痛みが生じる．また挿入ができない場合も少なくない．そのためセパレーティングエラスティックスを使用して（図10-5c），数日間歯冠分離を行う（図10-5d）．その際にセパレーティングエラスティックスを挿入するため使用するプライヤーである．

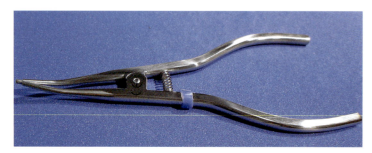

図10-5a　エラスティックセパレーティングプライヤー（松風）．

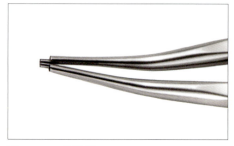

図10-5b　先端部．

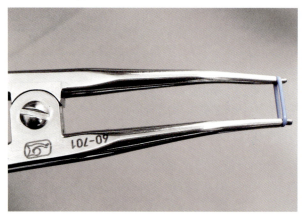

図10-5c　セパレーティングエラスティックス．

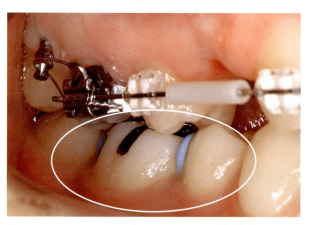

図10-5d　セパレーティングエラスティックスで歯冠分離している．

● ライトワイヤープライヤー（図10-6）

エッジワイズ装置のアーチワイヤーに調整を加えるためのプライヤー．リンガルアーチなどの弾線の屈曲や調整にも，プライヤーの先が細いため重宝である．プライヤーの先端が図10-6cのようになっているので，曲線的にも直線的にもワイヤーを屈曲することができる．また溝が入った種類もあるので，ワイヤーが滑らず保持しやすい．

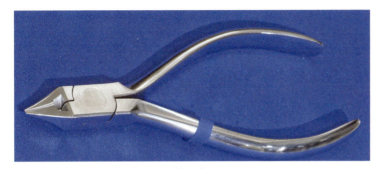

図10-6a　ライトワイヤープライヤー（松風）．

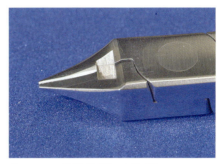

図10-6b　先端部（閉じた状態）．

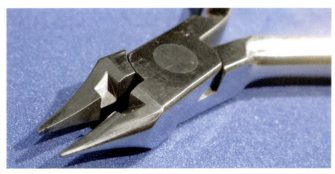

図10-6c　先端部（開いた状態）．

● ツイードアーチベンディングプライヤー（図10-7）

ツイードアーチベンディングプライヤー（図10-7）は，エッジワイズ装置のアーチワイヤーに調整を加えるためのプライヤーである．とくにアーチワイヤーにステップやトークを付与する際に使用する．"ツイードのプライヤー"と称するプライヤーは他にもあり，ここで示すプライヤーは，"ツイードループフォーミングプライヤー（図10-8）"とはまったく異なるので購入時には注意する．

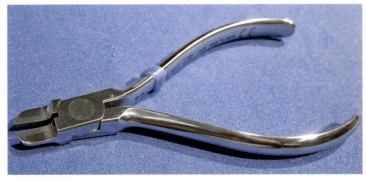

図10-7a　ツイードアーチフォーミングプライヤー（松風）．

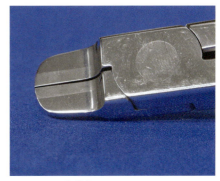

図10-7b　先端部．

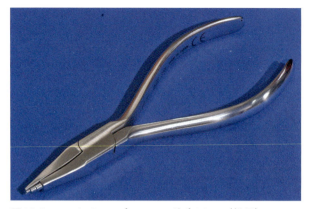
図10-8a ツイードループフォーミングプライヤー(松風).

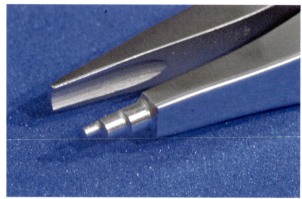
図10-8b 先端部.

● セーフティホールドディスタルエンドカッター(図10-9)

エッジワイズ装置のアーチワイヤーを切断ために使用するプライヤーである．口腔内で切断した場合，ワイヤーの断端が遠心方向(咽頭方向)へ飛んでいかないような仕組みになっている(図10-9c, d)．

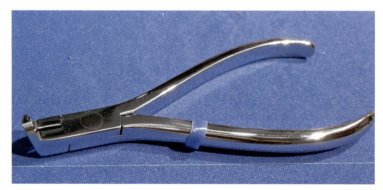
図10-9a セーフティホールドディスタルエンドカッター(松風).

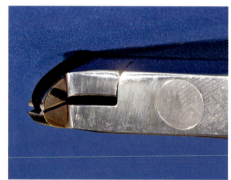
図10-9b 先端部.

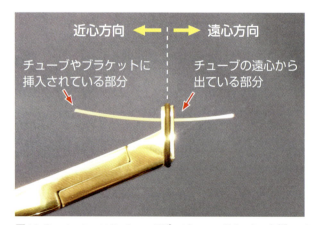
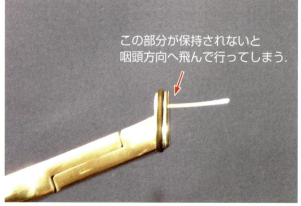
図10-9c, d セーフティホールドディスタルエンドカッターを用いてワイヤーを切断すると，ワイヤーの断端が保持できる．

● ピンアンドリガチャーカッター（図10-10）

リガチャーワイヤーの切断やエラスティック類の切断にのみ使用するプライヤーである．上記以外の物を切断した場合，刃がかけてしまう可能性が高い．そうなった場合，スムースに切断することができなくなるので，使用時には注意を必要とする．

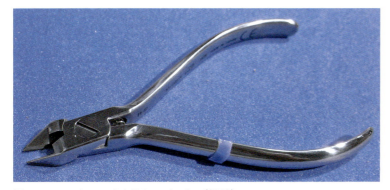

図10-10a　ピンアンドリガチャーカッター（松風）．

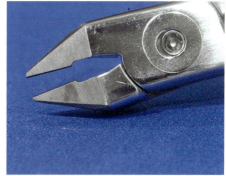

図10-10b　先端部．

● リガチャーディレクター（図10-11）

リガチャーワイヤーの断端を口腔粘膜や歯肉にあたらないように屈曲するための器具である．図10-11aのように一方の先端が二股になっているので，口腔内でエラスティック類を装置などに容易に掛けることにも使用できる．もう一方の先端は図10-11cのようになっており，リガチャーワイヤーで結紮する際に使用することができるようになっている．

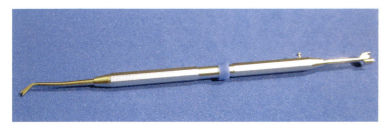

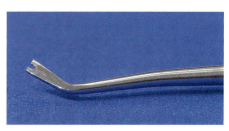

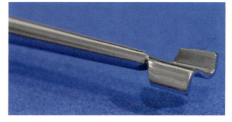

図10-11a｜図10-11b
　　　　｜図10-11c

図10-11a　リガチャーディレクター（松風）．
図10-11b, c　リガチャーディレクターの両先端の形状．

第10章　LOTに必要な器具と材料

● クリンピングプライヤー（図10-12）

　クリンパブルフック（サージカルフック）をワイヤーに固定するためのプライヤーである．

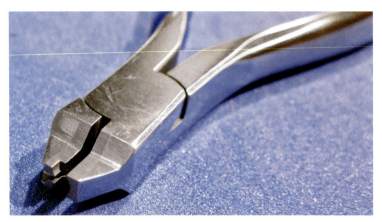
図10-12a　クリンピングプライヤー（松風）．

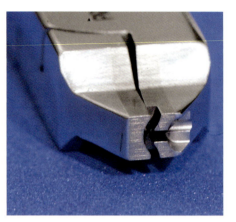
図10-12b　先端部．

● ホウプライヤー（図10-13）

　アーチワイヤーをチューブやブラケットに挿入あるいは撤去するために使用するプライヤーである．

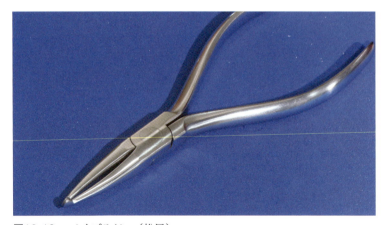
図10-13a　ホウプライヤー（松風）．

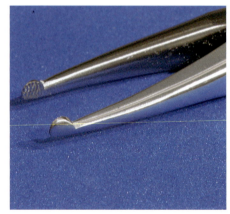
図10-13b　先端部．

● ユーティリティプライヤー（図10-14）

　ホウプライヤーと使用目的は同じで，アーチワイヤーをチューブやブラケットに挿入，あるいは撤去するために使用する．先の形が丸いホウプライヤーと異なり，細く尖っているのが特徴的である．好みに合わせてホウプライヤーかユーティリティプライヤーのいずれかを使用するとよい．

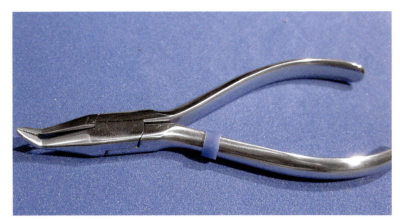
図10-14a　ユーティリティプライヤー（松風）．

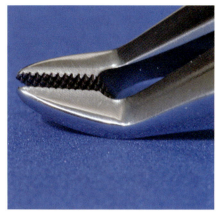
図10-14b　先端部．

● ブーンゲージ（図10-15）

チューブやブラケットの位置決めに使用する一般的なハイトゲージ．切端や咬頭頂からの距離を選択して，チューブやブラケットのスロットの位置を決定する．ゲージを歯にあてる角度によって位置が異なる（図10-16）ので，使用時には，どの歯にも同じ角度であてるように心がける．

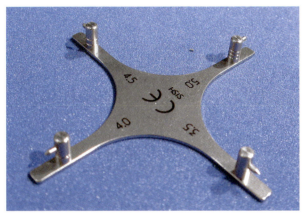
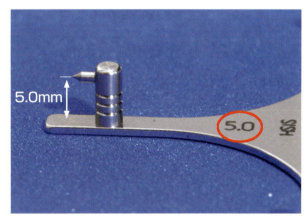
図10-15a, b　ブーンゲージ（松風）．

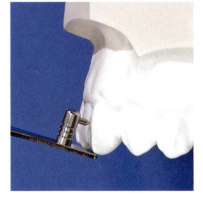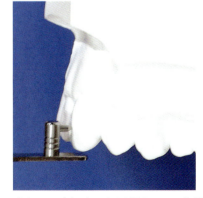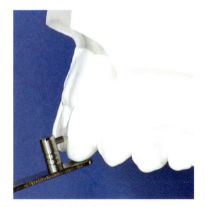
図10-16a〜c　ゲージをあてる角度によってポジション（高さ）が大きく異なるので使用の際に注意が必要である．

● スポットウェルダー（図10-17）

バンドにチューブやブラケットを電気熔接するための器具である．この器械を使用して装置の正確な位置づけを行う．複数箇所熔接して装置が外れないようしておく．

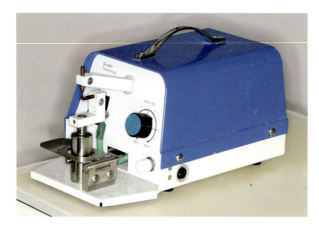

図10-17　スポットウェルダー（松風）．

● アンカースクリューを植立するドライバー（図10-18, 19）

筆者が使用するアンカースクリューはアブソアンカーなので，ネックの太いもの（フィグゼーションタイプ）と，細いもの（スモールヘッドタイプ）の2種類があり，ドライバーのチップも内径が異なるものが2種類ある（図10-20）．また，口蓋部に植立する目的で，インプランターやコントラアングルなどに装着できるタイプもある（図10-21）．

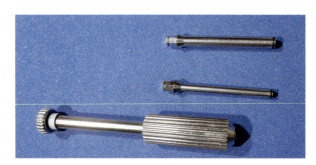

図10-18　アンカースクリューを植立するためのドライバー（松風）．

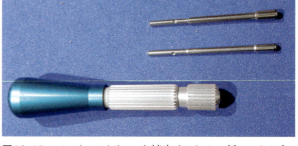

図10-19　アンカースクリューを植立するための新しいタイプのドライバー（松風）．

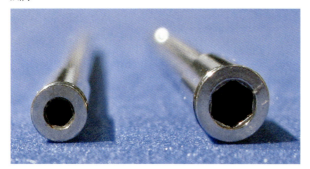

図10-20　内径の異なる2種類のドライバー．

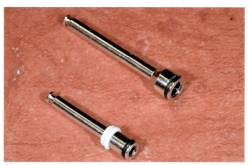

図10-21　コントラアングルタイプのドライバーに装着できるチップ．長さや内径が異なるものがある．

●モスキートフォーセップス（図10-22）

エラスティックやクローズドコイルなどを用いる際に必要なプライヤーである．

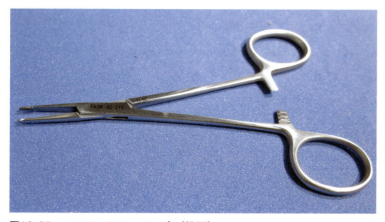
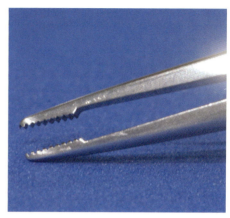

図10-22a　モスキートフォーセップス（松風）．

図10-22b　先端部．

●口腔内および顔面写真撮影用のカメラ（図10-23）

記録を残すことは重要な意義がある．そこで軽く，簡便で規格性のある写真が撮影できるカメラが必要である．またスタッフが容易に撮影でき，データの保管を行えることも重要な要件である．データの保管は，外付けのハードディスクなどに，バックアップをとって保存しておく．

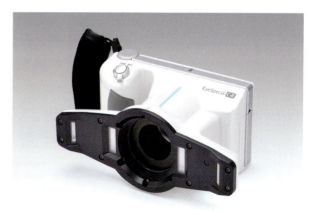

図10-23　規格性のある記録を残すことができるカメラ（松風）．

LOT に必要な材料

材料と用途

　LOT を行う準備として，包括矯正歯科治療が行える材料を揃えておく．商品によっては10個あるいはそれ以上の在庫を用意する．揃えておくとべき最低限の材料と用途を下記にまとめる．

● ブラケット（図10-24, 25）

　ブラケットは，各社からさまざまな商品が販売されている．基本的には術者である先生方が「包括的矯正歯科治療」を行う際，エッジワイズ治療中にどのようなテクニックを使用するのかによって使用するブラケットが決定する．
　エッジワイズ装置を用いて治療を行う際のテクニックは，大きく下記の2つに分けられる．

- プリアジャストエッジワイズ装置（図10-24）
- スタンダードエッジワイズ装置（図10-25）

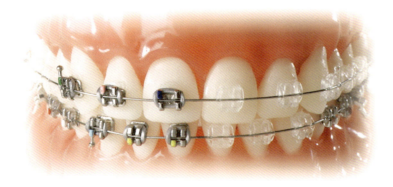

図10-24　プリアジャステッドエッジワイズ用ブラケット．右側は金属製の，左側はセラミック製のブラケット（松風）．

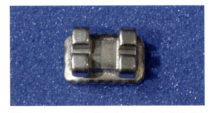

図10-25　スタンダードエッジワイズ用ブラケット（トミー）．

また使用するブラケットのワイヤーを通す溝の大きさが，使用するテクニックによって異なり（図10-26），スロットサイズは，
- 縦と横の長さがそれぞれ　0.022インチ×0.028インチのもの
- 縦と横の長さがそれぞれ　0.018インチ×0.025インチのもの

に分けられる．いずれのサイズの装置にもそれぞれ利点と欠点があり，テクニックによって異なる．

アーチワイヤーが入る溝（スロット）の幅は，
0.018インチまたは0.022インチ

アーチワイヤーが入る溝（スロット）の深さは，
0.025インチまたは0.028インチ

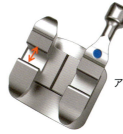

アーチワイヤーが入る溝（スロット）のサイズは，
0.018インチ×0.025インチ　または
0.022インチ×0.028インチ

図10-26　2種類のスロットサイズ．

さらに材質別に下記のように分けられる．
- 金属製（図10-27）
- セラミック製（図10-28）
- 樹脂製（図10-29）

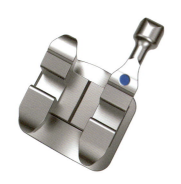

図10-27　金属製のプリアジャステッドエッジワイズ用ブラケット（松風）．

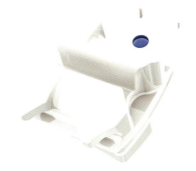

図10-28a　多結晶のセラミック製のプリアジャステッドエッジワイズ用ブラケット（松風）．

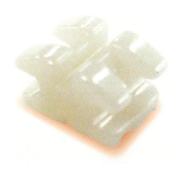

図10-28b　ジルコニアセラミック製のプリアジャステッドエッジワイズ用ブラケット（バイオデント）．

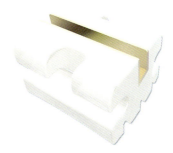

図10-29　樹脂製のプリアジャステッドエッジワイズ用ブラケット（バイオデント）．

近年,結紮が不要の"セルフライゲーション"タイプのブラケットも販売されている.シャッタータイプ(図10-30),蓋をブラケット上からするタイプ(図10-31),アーチワイヤーを挟み込むタイプ(図10-32)などさまざまなものが流通している.これらのブラケットは"フリクションフリー"と称され,歯にかかる矯正力を小さくすることができ,叢生の除去に要する時間が短いことが知られている.しかしスロットサイズが大きくトルクを利かせられないなどの欠点もある.この種類のブラケットを用いた際に,重度の叢生を有する患者に対して,口元が突出せずに非抜歯で配列することが可能であるかのような話が広まっているが,このブラケットを日常的に使用している矯正専門医より,「多くの症例に対して抜歯を行わなければ治療できない」ことを雑誌の対談を行った際に聞いており,雑誌にも明記されている.

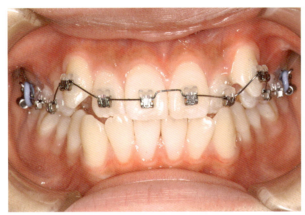

図10-30a　シャッタータイプのセルフライゲーションブラケット(松風).

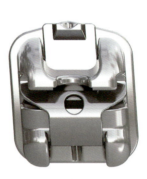

図10-30b　金属製のシャッタータイプのセルフライゲーションブラケット(バイオデント).

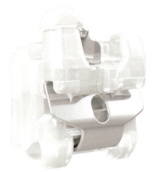

図10-30c　樹脂製のシャッタータイプのセルフライゲーションブラケット(バイオデント).

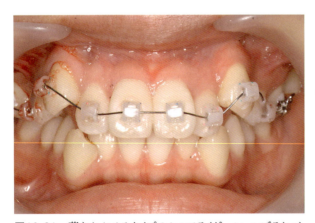

図10-31　蓋をかぶせるタイプのセルフライゲーションブラケット(トミー).

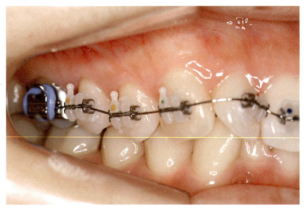

図10-32　ワイヤーを挟み込むタイプのセルフライゲーションブラケット(3Mユニテック).

どの会社のどの装置を,どのくらいの症例数を購入するとよいのかについては,一般歯科の先生方が受講されている講習会を主宰されている講師の先生などに相談するとよいだろう.「どこのメーカーでも,どれでも同じ」なはずはなく,「安ければよい」はずもない(同時に「高ければよい」はずもない).「なぜこの装置がよいのか」について,矯正歯科治療について指導されている講師の先生方に「なぜこのエッジワイズ装置を薦めるのかについて」責任をもって答えていただいた上で「その装置を使用していくことについて納得」されてから購入すべきだろう.

ボンディング材（図10-33）

ほとんどのブラケットは歯と接着させて使用するので，矯正歯科用のボンディング材のキット（図10-33）が必要になる．筆者は，ポジションを決定するのに時間の制約がない光重合タイプがいいと考えている．また，インダイレクトボンディング（図10-34）による接着を推奨しているので，その際にはフロータイプの光重合タイプのボンディング材（図10-35）がいいと考えている．さまざまな材料があるので使用方法は，取り扱い説明書にしたがう．

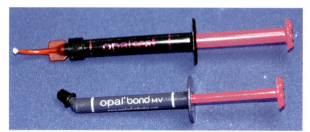

図10-33　矯正歯科用ボンディング材（松風）．

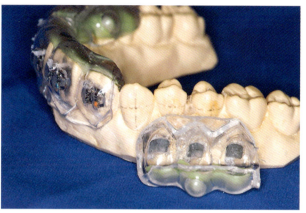

図10-34　筆者が使用しているインダイレクトボンディング用のトランスファートレー（Vigorous）．

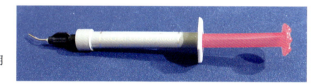

図10-35　フロータイプの矯正歯科用ボンディング材（松風）．

大臼歯用チューブ（図10-36）

大臼歯にはチューブを装着することが多い．チューブとは概念的にブラケットに蓋のついたものと考えればよいだろう．また付属しているチューブの数によって，シングル，ダブルおよびトリプルチューブ（図10-36）と分けることができる．さらに，その蓋が除去できるタイプ（図10-37）と，物理的に外れないタイプ（図10-38）の2種類がある．さらにバンドに装着するタイプ（図10-39）とボンディングするタイプ（図10-40）に分けることができる．

  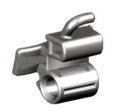 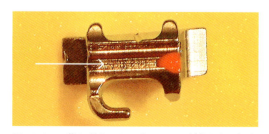

図10-36　大臼歯用チューブ（左からシングルチューブ，ダブルチューブ，トリプルチューブ）．

図10-37　蓋が外れるタイプのチューブ（松風）．矢印部分が蓋になっており，この部分を取り除いてチューブをブラケットに変えることができる．蓋は戻せない．

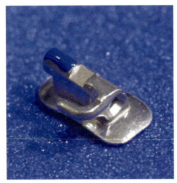
図10-38　蓋が外れないタイプのチューブ(松風).

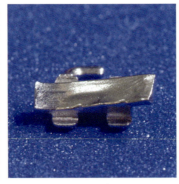
図10-39　バンドに熔接するタイプのチューブのベース面(松風).

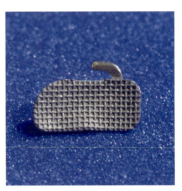
図10-40　ボンディングするタイプのチューブのベース面(松風).

使用するブラケットと同じ会社の同じテクニックのチューブを使用するのが常識的に考えて最良である．この件についても，先生方が受講されている講習会を主宰されている講師の先生に相談するといいだろう．

プリアジャストエッジワイズ装置を使用する場合(図10-41)

大臼歯用のチューブもブラケット同様，テクニックによって与えられているインアウト，トルク，アンギュレーションやローテーションの量が異なる．また第一大臼歯用と第二大臼歯用の歯種による区別のほかに，上下左右の区別があるので選択して使用する(図10-41)．第三大臼歯に装着する場合は，術者が適切なチューブを選択し，アーチワイヤーの調整を行う．

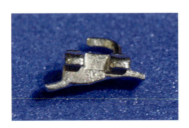
図10-41　プリアジャストエッジワイズ用のチューブ(松風).

スタンダードエッジワイズ装置(図10-42)

部位による差異はないので，大きさやブラケットベースの湾曲を考慮し，適切な商品を選択する．

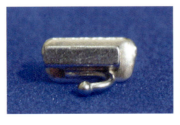
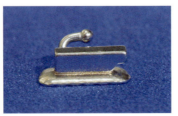
図10-42a, b　スタンダードエッジワイズ用のチューブ(トミー).

バンド用セメント（図10-43）

バンドの合着にはセメントを用いる．筆者はボンディング材と同様に，時間に影響されないで装着することができ，余剰セメントを硬化前に十分に除去することが可能な光重合タイプのものがいいと考えている．図10-43に示したものは，バンドの深部にまで光が届かない場合，未重合となるのを防止するために，化学的にも硬化するデュアルキュアタイプのセメントであるので推奨する．

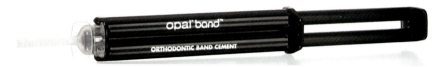

図10-43　デュアルキュアタイプのバンドセメント（松風）．

大臼歯用バンド（図10-44）

上下はもちろん区別されているが，左右の区別があるものがほとんどである．各部位について約40種類の大きさに分類されており（図10-44），適切な大きさのバンドを術者が選択して使用する．一般に，第一大臼歯用のバンドを第二大臼歯，第三大臼歯や第二乳臼歯にも準用する．

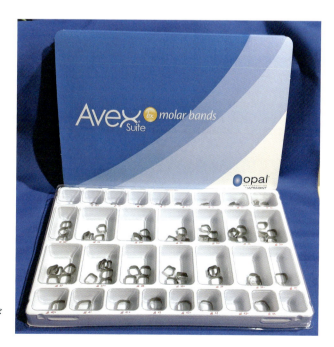

図10-44　各仕切りの中に入ったバンド（松風）．

試適して使用しなかったバンドについては，変形を修正した後，水洗し滅菌して元あった場所に戻して再利用するとよい．

第10章　LOTに必要な器具と材料

ワイヤー類（図10-45）

ワイヤーについては，エッジワイズ装置用のワイヤーおよび固定やエッジワイズ装置以外に用いるワイヤーに分けることができる．

エッジワイズ装置用のワイヤー

既にアーチフォームが曲げられているもの（図10-45）と，術者が屈曲して使用するタイプ（図10-46）のものとがある．大学の矯正科に入局した者は，スタンダードエッジワイズ装置による治療方法について学ぶ．その際にワイヤーの屈曲を少なからず練習する．そのような修行を経験した者は，容易にワイヤーベンディングを行えるが，そうでない一般歯科医の先生方にはベンディングが容易ではないことも考慮して選択する．

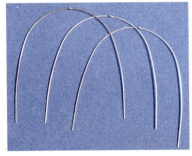

図10-45　アーチフォームが曲げられているワイヤー（松風）．

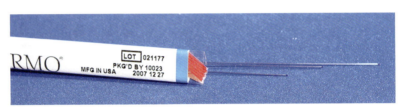

図10-46　術者が屈曲して使用するワイヤー（ロッキーマウンテンモリタ）．

また断面が丸（ラウンドワイヤー）のもの，角（レクタンギュラーワイヤー）および細いステンレス製のラウンドワイヤーが複数本編み込まれたもの（マルチストランドワイヤー）に分けられる．ラウンドワイヤーはエッジワイズ装置のスロットサイズより小さい直径で販売されており，通常直径はインチ表示される．

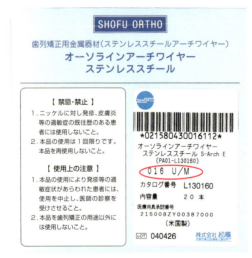

図10-47　ラウンドワイヤーのパッケージ表示例．
直径が0.016インチの上顎用のステンレススチール製の既成のアーチホームが曲げられているワイヤーであることを示している．

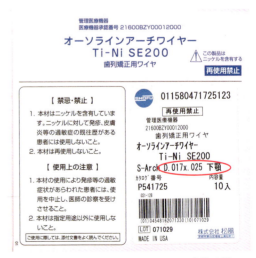

図10-48　レクタンギュラーのパッケージ表示例．
0.017×0.025インチの下顎用のニッケルチタン製の既成のアーチホームが曲げられているワイヤーであることを示している．

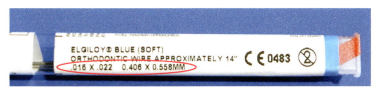

図10-49 レクタンギュラーワイヤーのパッケージ表示例(ロッキーマウンテンモリタ). 断面が縦0.016, 横0.022インチ(縦0.406, 横0.558mm)の長方形のワイヤー.

　たとえば0.016などの形式で表示され(図10-47), 1インチは25.4mmなので0.016インチは0.4064mmとなる. レクタンギュラーワイヤーは, 一般的に縦×横のインチ表示(図10-48, 49)で示されている. たとえば0.019×0.025などの形式で表示され, 縦0.4826mm, 横0.635mmの断面が長方形のワイヤーとなる.

　さらに, さまざまな材質のワイヤーがある. ステンレススチール, コバルトクロム, ニッケルチタン, ベータチタンなどの合金によってできている. 既にアーチフォームが曲げられているものには, 治療中の審美性の維持のために白くコーティング(図10-50)されていたり, 白色がかった金属を使用したワイヤーもある.

　使用するテクニックや治療する症例に応じて選択しなければならないので, この件についても, 先生方が受講されている講習会の講師の先生に相談するといいだろう.

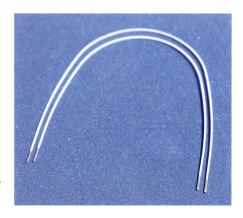

図10-50 コーティングされたアーチワイヤー(松風).

固定やエッジワイズ装置以外に用いるワイヤー(図10-51)

　　通常, 断面が丸のワイヤーを用いる. コバルトクロム合金やステンレス製のワイヤーを用いる場合が多いが, 最近ではワイヤーの弾力を利用するために, ニッケルチタン合金を使用する場合もある. 作成する装置によって使用するワイヤーの直径が異なる. 一般的に, 直径はmm表示され, 加強固定に用いるリンガルアーチなどには0.9mmのステンレスワイヤーなどを用いる.

第10章　LOTに必要な器具と材料

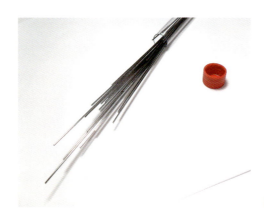

図10-51　舌側固定などに用いるワイヤー（松風）．

● リガチャーワイヤー（図10-52）

　結紮用のステンレス製の線である．直径が0.008, 0.010, 0.011および0.012インチのものが一般的である．個人的には0.010インチの直径の商品をよく使用する．ブラケットのスロットにアーチワイヤーを固定することが主目的であるが，アンカースクリューのヘッドにフックを作る場合にも利用する（図10-53）．

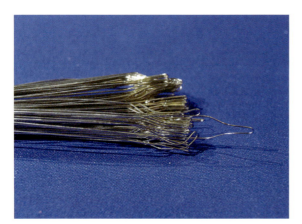

図10-52　リガチャーワイヤー（松風）．

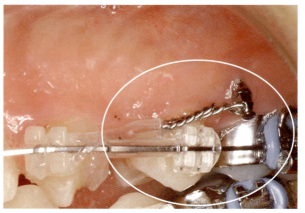

図10-53　アンカースクリューのヘッドに作成されたリガチャーワイヤー製のフック（上顎左側犬歯の捻転を改善するために牽引を行っている）．

● エラスティック類（図10-54）

　矯正歯科治療にはブラケットのスロットにアーチワイヤーを固定するための結紮用のモジュール，歯を移動させる際に使用するモジュールおよび歯冠分離用のモジュールなどがある．

結紮用のモジュール

　結紮用のモジュール（図10-54a）には，透明やさまざまなカラーのものがある．来院ごとに交換するので，患者の気分に応じて色を変えることができるため，多くの色を揃えておくのもいいだろう（図10-54b）．

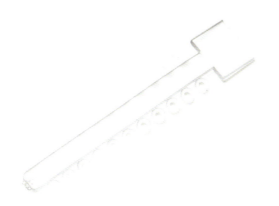
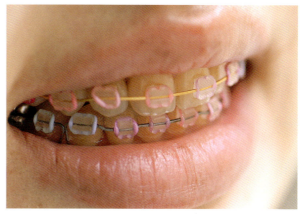

図10-54a　結紮用のモジュール（エラスティックリガチャー：松風）．

図10-54b　カラーの結紮用のモジュールを装着．

　　　　歯を移動させるエラスティック類には，以下の種類がある．

パワーチェーン（図10-55）

　　　　パワーチェーンは，商品によってリングとリングの間隔が違う（図10-56）．さまざまな状況で使用できるよう，間隔が異なるいくつかの商品を揃えておく方がいい．また厚みが異なると牽引力も異なってくる．個人的には強い牽引力は不要と考えているので，薄いものでいい．

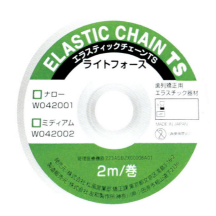

図10-55　パワーチェーン（松風）．

図10-56　幅の異なるパワーチェーン．

パワースレッド（図10-57）

　　　　牽引するためのエラスティック製の紐である．パワースレッドを用いると，パワーチェンをかけることが難しい部位に対しても牽引を行うことができる．断面が丸型のものは結び目が緩みやすく，牽引力の加減がわかりにくいので，慣れるまで使用が難しいが，非常に有用な材料である．

第10章　LOTに必要な器具と材料

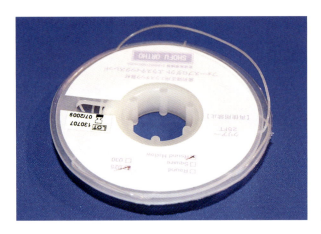

図10-57　パワースレッド（松風）．

顎間ゴム（図10-58）

　　上下歯列で図に示したような小さなゴムをかけて，顎間関係の改善や咬合の緊密化をはかるために用いる．1袋あたり100個入っているが，直径の大きさ，ゴムの強さなどさまざまな種類があるので，目的に応じて選択する．

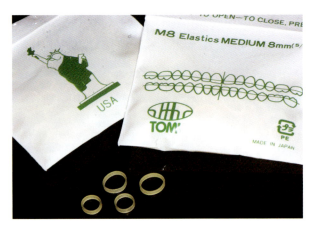

図10-58　顎間ゴム（トミー）．

歯冠分離（セパレーション）用のエラスティック（図10-59）

　　図10-6～8で示したようにエラスティックセパレーティングプライヤーの先にエラスティックを装着して用いる．一般的にエックス線には不透過である．

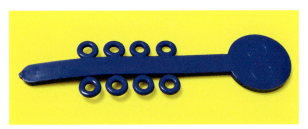

図10-59　セパレーション用のエラスティック（トミー）．

●コイル類

歯や歯列を移動，牽引するための"ばね"である．この"ばね"には，「縮めることで力が作用するタイプ（オープンコイル）」と，「伸ばして力を作用させるもの（クローズドコイル）」がある．

オープンコイル（図10-60）

一般に，エッジワイズ装置と一緒に使用する．ブラケット間などに挿入し，スペースを獲得する目的で挿入する．概ねブラケット間距離の1.5～1.8倍の距離に切断して挿入する．ステンレススチール製あるいはニッケルチタン合金製が一般的であるが，個人的にはニッケルチタン合金製のオープンコイルを好んで使用している．コイルの強さもさまざまあるので選択しなければならない．歯が移動してコイルの力が弱くなった際には，コイルの交換を行うか，スライディングストップ（図10-61）あるいはクリンパブルストップ（図10-62）などを使用する．これらの商品は非常に小さくアーチワイヤーに挿入するのは難しいので，専用のプライヤーを使用する（図10-63）．

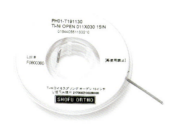

図10-60　オープンコイル（松風）．

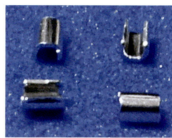

図10-61　スライディングストップ（トミー）．

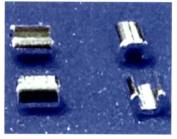

図10-62　クリンパブルストップ（トミー）．スライディングストップと同じような形態であるが，幅と厚みが異なるので強度がある．

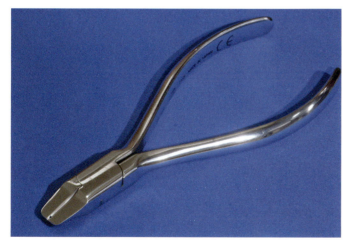

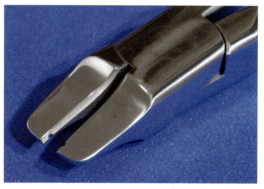

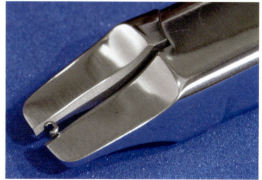

図10-63a～c　スライディングストップやクリンパブルストップを使用する際に使うプライヤー（チューブクリンピングプライヤー：松風）．

クローズドコイル（図10-64）

　一般に，エッジワイズ装置やアンカースクリューと一緒に使用する．チューブやアンカースクリューなどから歯や歯列を牽引することができる．ステンレススチール製あるいはニッケルチタン合金製が一般的であるが，フックに容易にかけることができるようにリングが両側に付加されたニッケルチタン合金製のタイプ（図10-65）が使用しやすい．コイルの強さや長さもさまざまあるので，用途に合わせて選択しなければならないので複数の商品を備えておくといい．

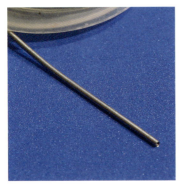

図10-64　クローズドコイル（MASEL）．

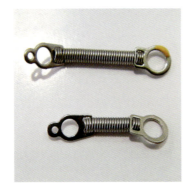

図10-65a, b　リングが両側に付加されたクローズドコイル（松風）．

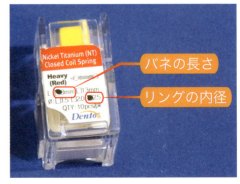

● リンガルボタン

　歯に装着して牽引するためのジグ．ボンディングするタイプ（図10-66）とバンドに熔接するタイプ（図10-67）がある．

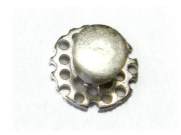
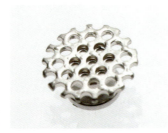

図10-66　ボンディング用のリンガルボタンの上面とベース面（トミー）．ベース面がメッシュになっている．

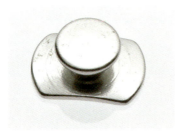
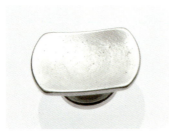

図10-67　熔接用のリンガルボタンの上面とベース面（トミー）．

LOTに必要な材料

● クリンパブルフック（図10-68）

クリンパブルフック（サージカルフック®）を図10-12のクリンピングプライヤーの先に装着（図10-69）して使用する．これを使用することで，ろう着の操作をしないで，アーチワイヤーの任意の場所にフックを付与することができる（図10-70）．牽引するエラスティックやコイルが外れないように，フックの先を曲げておく．

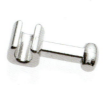 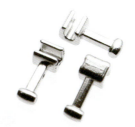

図10-68a, b　クリンパブルフック（トミー：サージカルフック®）．

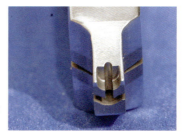 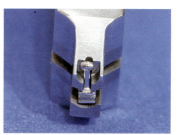

図10-69a, b　クリンピングプライヤーの先にクリンパブルフックを装着．

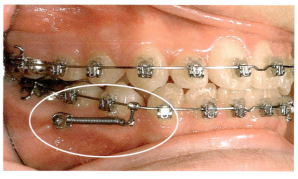

図10-70　アーチワイヤーに付与されたクリンパブルフック（クローズドコイルによって下顎歯列を後方に牽引している（初診は反対咬合の症例であるが，アンカースクリューからクローズドコイルで牽引を行うと，被蓋が改善する）．

● ブラスワイヤー（真鍮線：図10-71）

歯冠分離やフックとして使用することができる．真鍮なので非常に曲げやすく操作しやすい．筆者は，0.6mmをよく使用する．

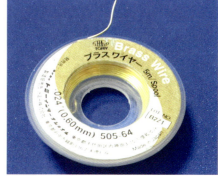

図10-71　ブラスワイヤー（トミー：直径は0.6mm）．

199

第10章　LOT に必要な器具と材料

●アンカースクリュー（図10-72）

チタン合金製のスクリューである．太さ，長さおよび形状の異なるものが各種販売されているため，先生方が受講されている講習会の講師の先生に相談して購入されるといいだろう．

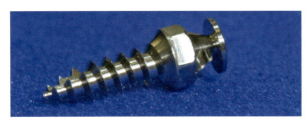

図10-72　アンカースクリュー（松風）．

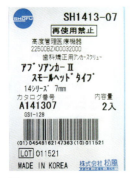
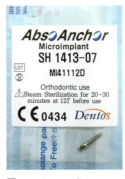
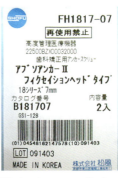
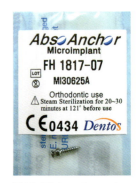

図10-73a　スモールヘッドタイプのパッケージ（松風）．
図10-73b　そのパッケージ内に梱包されている袋の表示．
図10-73c　フィグゼーションタイプのパッケージ（松風）．
図10-73d　そのパッケージ内に梱包されている袋の表示．

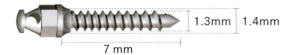

図10-73e　アブソアンカーの表記（SH1413-07）．

　図10-73a はスモールヘッドタイプ（ヘッドが小さいタイプ），図10-73c はフィグゼーションヘッドタイプ（ヘッドが大きいもの）のパッケージを示した．いずれも1パッケージに2本の同じサイズのアンカースクリューが入っている．また表面にはアブソアンカーⅡと記されており「Ⅱ」とついている商品は，薬事承認された後に発売された商品である．パッケージの表面には太さと長さが明記されている．たとえば図10-73c は7mm の長さでネジの付け根の最も太い部分が1.8mm のサイズのアンカースクリューである．

　図10-73b および図10-73d はパッケージ内に1本ずつ包装されたものを示す．図10-73b に表記されている SH1413-07 の "SH" はスモールヘッドを，1413はネジの付け根の最も太い部分が1.4mm でテーパーが0.1mm ついており，尖端部分の太さが1.3mm となっている．そして07は7mm の長さのアンカースクリューを表している（図10-73e）．同様に図10-73d の "FH" はフィグゼーションヘッドタイプを示し，以下の数字はスモールヘッドタイプと同じである．

　以上の器具，材料があれば LOT は可能と考えている．

参考文献

1. John C Bennett. Fundamentals of orthodontic bracket selection: A User Guide. London: GRANDE PUBLISHING. 2010；3-93.
2. 保田好隆，武内豊，高橋正光，池上富雄，渡辺和也．矯正歯科治療の新潮流．デンタルダイヤモンド．2009；1：2-45.

第11章

アンカースクリューとアンカレッジロス

歯科矯正用アンカースクリューの概念

アンカレッジロスとアンカースクリュー

　アンカースクリューは，歯や歯列を移動させる際の固定源（アンカレッジ）として使用する．固定源とは，歯や歯列を移動させるための"おもり"である．

　その"おもり"の分類には3種あり，固定源が
① 同一顎内にある場合を「顎内固定」
② 対顎に求めた場合を「顎間固定」
③ 首や頭部などの口腔外に求めた場合を「顎外固定」
としている．

　「顎内固定」の場合，基本的には歯根膜の表面積の大きさに，固定源の大きさは依存している．第9章で引用したJapsenの文献を応用してシミュレーションをしてみよう．

　たとえば上顎第一小臼歯を抜去し，第二小臼歯と第一大臼歯を固定源として犬歯を遠心移動すると仮定する．Japsenの文献によると，犬歯の歯根表面積は273mm^2，第二小臼歯は220mm^2，第一大臼歯は433mm^2とされている．犬歯を遠心に牽引することは，歯根の表面積の大きさ，273mm^2：(220mm^2＋433mm^2)＝273：653の引き合いとなる．おおむね1：2.4となり，移動量はその比の逆となるため犬歯が遠心に移動する量：臼歯が近心に移動する量＝2.4：1となる（図11-1）．第一小臼歯の抜去したスペースを7mmとすると，この時点で2mm以上は臼歯が近心に移動することとなる．

　犬歯を遠心に移動した後，前歯と後方歯の引き合いとなる．中切歯の歯根表面積は201mm^2，側切歯は179mm^2とされているので，(201mm^2＋179mm^2)：(273mm^2＋220mm^2＋433mm^2)＝380：926の引き合いとなる．この場合も，おおむね1：2.4となり，前歯が遠心に移動する量：後方歯が近心に移動する量＝2.4：1となる．犬歯が後方に移動した約5mmのスペースのうち，後方歯は，さらに1.4mm以上近心に移動する（図11-2）．つまり固定源を強化しないで，上顎の第一小臼歯を抜去して，犬歯，前歯と牽引した場合，第一大臼歯は第一小臼歯の約半分のスペースを近心に移動することとなる．

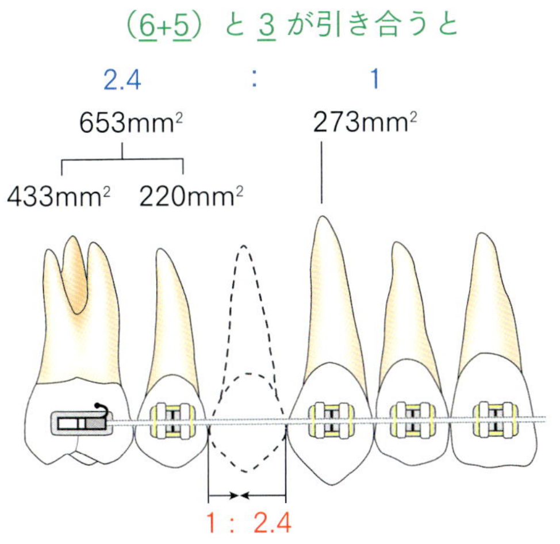

歯科矯正用アンカースクリューの概念

図11-1　犬歯と大臼歯の引き合い．

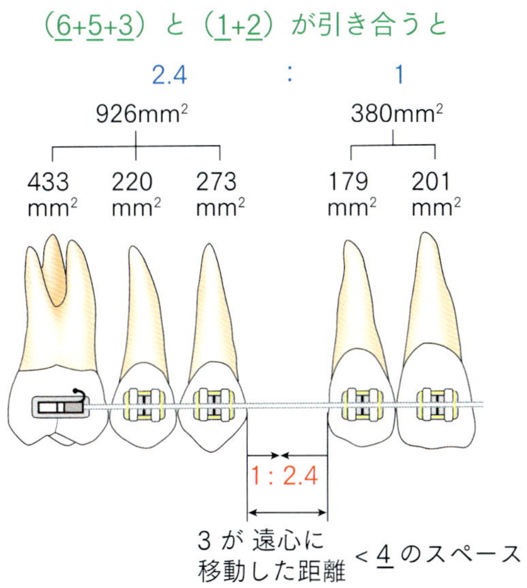

（6+5）と 3 が引き合うと
2.4 : 1
653mm² : 273mm²
433mm² 220mm²
1 : 2.4

図11-2　後方歯（臼歯と犬歯）と前歯の引き合い．

（6+5+3）と（1+2）が引き合うと
2.4 : 1
926mm² : 380mm²
433mm² 220mm² 273mm² 179mm² 201mm²
1 : 2.4
3 が遠心に移動した距離 < 4 のスペース

　固定源が，"移動させたい対象"に向かって移動することをアンカレッジロスと呼ぶ．このアンカレッジロスをできるだけ減じる目的で，トランスパラタルアーチ（図11-3），リンガルアーチ（図11-4）およびヘッドギア（図11-5）などの装置を付加したり，顎間ゴムを使用したりする．これらの装置や操作は，固定源を加強するので「加強固定」と呼ぶ．

　日本ではいまだに矯正歯科治療が幅広く受け入れられているとはいいがたく，欧米のように学校や会社にヘッドギアなどの装置を装着して外出することは社会的に難しい．また学校などで使用中に"ふざけて怪我を負うリスク"や"中傷されるリスク（学校に行けなくなる）"も考慮しなければならない．固定源の強化として顎外固定装置であるヘッドギアを，日常的に授業中や勤務中に装着することは，悲しいことであるが社会的に受け入れられているとはいいがたい．そのため十分な固定源を確保しない状態では，よりよい矯正歯科治療などできようはずはないと筆者は考える．

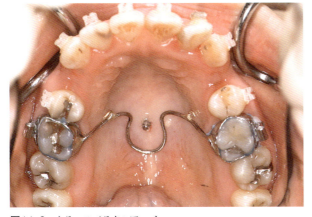

図11-3　トランスパラタルアーチ．
　圧下を行う目的で正中口蓋縫合部にアンカースクリューが植立されており，トランスパラタルアーチにもアンカースクリューから牽引できるようにフックがろう着されている．

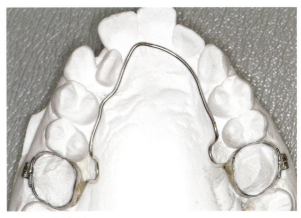

図11-4　固定用のリンガルアーチ．

203

第11章　アンカースクリューとアンカレッジロス

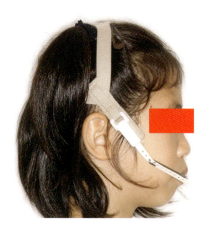

図11-5　ヘッドギア．

またLOTを必要とする患者は，ほとんど歯周病に罹患していると考えてよいだろう．そのような患者群に対しては，歯根膜の面積の減少が当然認められるので，前述の歯根の面積の考え方をさらにアレンジが必要になってくる．つまり固定源となるべき歯の根部に骨吸収が認められる場合は，アンカレッジロスがより大きく生じやすくなっているのである．十分な固定をせずに，移動を開始すると移動させたい歯よりも，固定源として考えていた歯（群）が移動してしまう．

そのような症例や日本の社会的な慣習を考慮すると，固定源として使用すべき材料としてアンカースクリュー（図11-6）が必要になってくる．この材料を使用することで，加強固定や歯周病に罹患した患者に対する固定源の配慮など多くの問題が解決してくる．

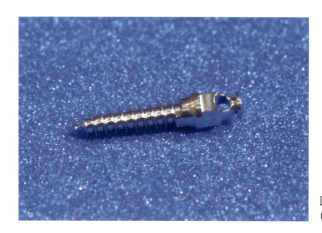

図11-6　アンカースクリュー（松風：アブソアンカー）．

アンカースクリューを用いた LOT の特徴と注意点

　アンカースクリューを使用すると，いままでできなかった矯正歯科治療が簡単にできるようになる．しかし注意しなくてはいけないこともある．
　アンカースクリューを使用した矯正歯科治療の特徴と注意すべき点についてまとめる．
① 今まではトランスパラタルアーチにヘッドギアをしても（この状態を最大固定と呼ぶ），抜去したスペースの1/3程度はアンカレッジロスが許されていた．しかしアンカースクリューを用いると，アンカレッジロスを起こさない「絶対固定」が可能になった．アンカースクリューから直接に対象となる歯や歯列を牽引する（図11-7）ことをダイレクトアンカレッジと呼ぶ．またアンカレッジとなる歯とアンカースクリューをリガチャーワイヤーやレジンなどで連結して固定源の強化を図る（図11-8）ことをインダイレクトアンカレッジと呼ぶ．この2つは同じ効果が得られるので，術者が患者の口腔内や顎骨の状態を考慮しながら工夫して行う．場合によってはアンカレッジロスをさせることが必要になる．そのためアンカースクリューを常時使用するのではなく，術者の判断で，必要ならアンカーとして使用し，不要な場合は"切り離しておく"などすることでうまく治療することができる．
② 動かしたい歯とアンカースクリューとを牽引するだけでいい場合には，目的とする歯以外には装置を装着しないため，他の部分の咬合様式を変えることがない．
③ いままでは外科的な手段を用いないで臼歯を圧下することは非常に難しかったが，力系を十分に考慮すれば，アンカースクリューを用いると簡単に行える．また歯列全体の移動は，外科的な手段や顎間ゴムなどを使用せずにできるようになった．アンカースクリューにより非外科で行える矯正歯科治療の範囲が大幅に拡大し，患者の協力に依存しなくてもよりよい治療結果が得られるようになった．

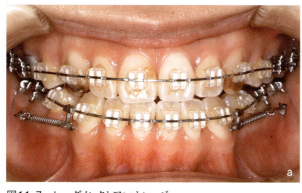 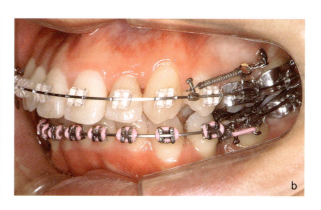

図11-7a, b　ダイレクトアンカレッジ．
a：骨格性の開咬および下顎前突のカムフラージュ治療として，上下小臼歯を抜去して，下顎前歯をアンカースクリューから直接クローズドコイルを用いてスライディングさせて後方に牽引している．
b：大臼歯関係がⅡ級の症例に対して，上顎歯列の後方牽引をアンカースクリューから行って，大臼歯のⅠ級関係と良好な前歯関係を獲得しようとしている．

第11章　アンカースクリューとアンカレッジロス

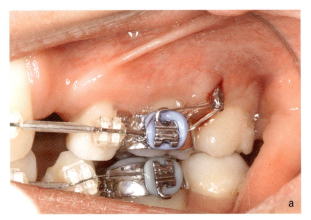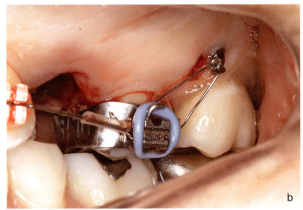

図11-8a, b　インダイレクトアンカレッジ．
a：上顎第一小臼歯を抜去してレベリングを行っている．その際に第一大臼歯の近心への傾斜を防止する目的で使用している．
b：う蝕の修復状態から第一小臼歯よりも第二小臼歯の抜去の方が妥当と考え抜去した．このような場合，容易に第一大臼歯が近心に傾斜，転位を起こすため，それらを防止する目的でレベリングの初期の段階からアンカースクリューを用いて第一大臼歯を保持している．

④アンカースクリューの植立は非常に簡単である(第1章)．計画を立てて手順どおり行うと，外科的な侵襲は非常に少ない．
⑤アンカースクリューは基本的にオッセオインテグレーションしない．皮質骨に「ネジ」が機械的な嵌合力で固定されるため，大きな矯正力を作用させると脱落の原因になる．
⑥治療中脱落する可能性があることを患者に伝え，脱落した場合は期間をあけて同じ場所に再植する，あるいは異なる場所に植立する可能性があることを理解してもらうことが重要である．
⑦必要な期間中使用して，不要になれば撤去する．

　一般歯科の先生方に矯正歯科治療を教える仕事をしていて，アンカースクリューを用いることで「固定源をどうするのか」という大きな問題点の解決ができたと考えている．いいかえるとアンカースクリューの出現がなければ，積極的に一般歯科の先生方に矯正歯科治療について教えることはなかっただろう．

参考文献
1. Williams JK, PCook PA, Isaacson KG, Thom AR(著)，高田健治(監訳)．わかる矯正歯科治療．大阪：メデジット1998；8-17.
2. Japsen A. Root surface measurement and a method or X-ray determination of root surface area. Acta Odontol Scand. 1963；21：35-46.

保田好隆
Yoshitaka Yasuda

1985年	大阪歯科大学卒業
1985年	大阪大学歯学部歯科矯正学講座入局
1993年	大阪逓信病院（現 NTT西日本大阪病院）歯科口腔外科
1997年	大阪大学歯学部 助手（歯科矯正学講座）
1998年	大阪大学歯学部附属病院　講師（矯正科）
2000年	大阪大学歯学部助教授（歯科矯正学講座）
2002年	文部科学省短期在外研究員としてアメリカ合州国ノースキャロライナ大チャペルヒル校へ留学
2003年	保田矯正歯科勤務
2005年	国立大学法人大阪大学　招聘教員
2007年	北海道医療大学歯学部歯科矯正学講座　非常勤講師
2012年	保田矯正塾主宰

＜主な著書＞
『どうするの？　矯正治療』クインテッセンス出版，1997年（翻訳）
『矯正歯科治療とオーラルハイジーン・コントロール』クインテッセンス出版，2000年（共著）
『Orthodontics in the 21st Century』大阪大学出版会，2002年（共著）
『21世紀のオーソドンティックス』クインテッセンス出版，2003年（共著）
『IDBSの理論と臨床』東京臨床出版，2007年（共著）
『歯周 - 矯正治療 STOP & GO』クインテッセンス出版，2012年（共著）
『矯正歯科治療トラブルシューティング』永末書店，2014年

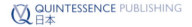

一般開業医ができるアンカースクリューを使ったLOT（限局矯正）

2015年11月10日　第1版第1刷発行
2023年 2月10日　第1版第2刷発行

著　者　保田好隆

発 行 人　北峯康充

発 行 所　クインテッセンス出版株式会社
　　　　　東京都文京区本郷3丁目2番6号　〒113-0033
　　　　　クイントハウスビル　電話(03)5842-2270(代表)
　　　　　　　　　　　　　　　　　(03)5842-2272(営業部)
　　　　　web page address　https://www.quint-j.co.jp

印刷・製本　サン美術印刷株式会社

Printed in Japan　　　　　　　　　　　　禁無断転載・複写
ISBN978-4-7812-0462-8　C3047　　　落丁本・乱丁本はお取り替えします
　　　　　　　　　　　　　　　　　　定価はカバーに表示してあります